北海道形成歯科研究会 編

インプラント治療の到達点 過去から現在、そして未来へ

クインテッセンス出版株式会社　2019

QUINTESSENCE PUBLISHING

Berlin, Barcelona, Chicago, Istanbul, London, Milan, Moscow, New Delhi, Paris, Prague, São Paulo,
Seoul, Singapore, Tokyo, Warsaw

まえがき

　われわれ一般社団法人北海道形成歯科研究会は、公益社団法人日本口腔インプラント学会の指定研修施設として、研鑽・共感・育成をテーマにインプラント治療に真摯に取り組んでいるスタディグループです。

　本邦において、インプラント治療が一般臨床に浸透し約30年が経過しました。長期症例を経験する中で、義歯では得られない咬合の改善や審美性、患者のQOLの向上など、多くの恩恵を受け、インプラント治療は今や欠損補綴の選択肢として欠くことのできない治療法となりました。インプラント体そのものの性能の向上、骨補填材などの生体材料の開発、ガイデッドサージェリーや口腔内スキャナなどのデジタルテクノロジーの臨床応用により、黎明期に比べると格段に成功率も上がり、長期的な安定が得られるようになりました。

　しかし、高度な技術や結果が求められるゆえに情報が溢れ、複雑化し、術者を混乱させています。また、インプラント治療は技術の習得のみでは上手くいかず、経験と知識を合わせた経験知が必要であるため、先人の経験から正しい方向性を学びトラブルを未然に防ぐ必要があります。そこで、当会の培ったノウハウを基に2019年時点での「インプラント治療の到達点」を整理し未来へつなげたいと考えました。

　本書は、インプラント治療に携わる専門医を対象とし必要な知識と技術を解説し、エビデンスに留まらず経験則から導かれる臨床のヒントを多く盛り込む形式をとりました。

　1章では、インプラント治療の現在の到達点として、飛躍的な進化を遂げているデジタルワークフローについて、ガイデッドサージェリーによる埋入手術→口腔内スキャナによる光学印象→CAD/CAMテクノロジーによる上部構造作製までの一連の流れをまとめました。

　2章では、インプラント治療の適応症を拡大する対処法について、臨床のヒントを盛り込みました。さらに最新のトピックスとして手術侵襲を軽減する骨補填材とインプラント材料についてまとめました。

　3章では、インプラントを長期安定に導くためにインプラント周囲炎を発症させないという視点から、リスク因子、インプラントの咬合、上部構造の形態や力への対応をまとめました。

　4章では、インプラントで何ができるか、患者が高齢になり通院困難となったらどうすべきかなど、なかなか答えが出ないインプラント治療の未知の部分に焦点を当てました。本書が、インプラント治療を成功に導く一助となり、患者にとっても、われわれ術者にとっても価値のある治療となれば幸いです。

　末筆となりましたが、本書の出版の機会と多大な協力をいただきました『クインテッセンス・デンタル・インプラントロジー』編集部の松田俊介氏、宮田 淳氏、菊池 悠氏に深く感謝いたします。

2019年8月吉日

一般社団法人北海道形成歯科研究会 会長

三上　格

CONTENTS

1章 インプラント治療の現状 -digital implant dentistry の発展- …… 7

- 1-1 検査・診断および治療計画 …………………………………………… 9
- 1-2 ガイデッドサージェリーの信頼性 ………………………………… 16
- 1-3 2つの異なるコンピュータ支援インプラント手術システムと
  ケースレポート ………………………………………………………… 23
- 1-4 光学印象の評価 ……………………………………………………… 28
- 1-5 口腔内スキャナの臨床応用 ………………………………………… 30
- 1-6 上部構造のCAD/CAMテクノロジー ……………………………… 34

2章 インプラント治療における適応症の拡大 …………………………… 39

- 2-1 萎縮した歯槽堤への対処法 ………………………………………… 41
- 2-2 大きく崩壊した抜歯後歯槽堤骨欠損に対する歯槽堤保存術 …… 55
- 2-3 骨補填材による手術侵襲の軽減 …………………………………… 62

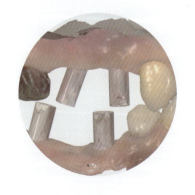 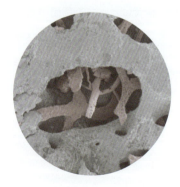 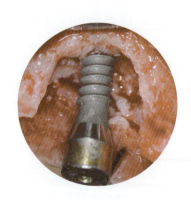

3章 インプラントを長期安定に導く ……………………… 71

3-1 インプラント周囲炎に対するリスク因子の文献的探索と
発症機序の考察 ……………………………………………… 73

3-2 インプラント周囲炎の発症を軽減させる上部構造形態 ……… 81

3-3 インプラントの咬合 ……………………………………… 91

3-4 上部構造における力への対応 …………………………… 96

4章 食べることとインプラント ……………………………… 103

4-1 非外科的歯内療法の限界 ……………………………… 105

4-2 生活歯歯冠補綴における残存歯質量と支台築造 ……… 110

4-3 咬合力分散から考える歯根破折リスク ……………… 113

4-4 インプラント治療と高齢者のう蝕リスク …………… 117

4-5 栄養、摂食嚥下、口腔ケアとインプラント治療 …… 123

エピローグ ………………………………………… 133

● コラム：血液検査で全身状態をよむ ……………………… 135

● 施設紹介 ………………………………………………… 138

● 索引 ……………………………………………………… 142

執筆者一覧

監修・執筆

三上　格（北海道・みかみ歯科・矯正歯科医院）

吉村治範（北海道・吉村歯科医院）

吉谷正純（北海道・よしたに歯科医院）

和田義行（北海道・和田歯科クリニック）

上林　毅（北海道・エルムの杜デンタルクリニック）

執筆

出張裕也（札幌医科大学医学部口腔外科学講座）

川瀬　敬（北海道・川瀬デンタルクリニック）

Atiphan Pimkhaokham
(Chulalongkorn University Department of Oral and Maxillofacial Surgery)

Deehawat Kaewsiri
(Chulalongkorn University Department of Oral and Maxillofacial Surgery)

Sirida Arunjaroensuk
(Chulalongkorn University Department of Oral and Maxillofacial Surgery)

黒嶋伸一郎（長崎大学生命医科学域［歯学系］口腔インプラント学分野）

白鳥香理（北海道・スワンデンタルクリニック）

須山容明（北海道・歯の工房）

猪子光晴（北海道・いのこ歯科医院）

関口　隆（元 手稲渓仁会病院歯科口腔外科）

松尾雅斗（神奈川歯科大学大学院口腔科学講座・歯科形態学分野）

和田圭祐（広島県・和田歯科医院）

遊亀裕一（神奈川県・山手デンタルアート）

菅田真吾（大阪府・菅田歯科医院）

黒江敏史（山形県・黒江歯科医院）

柴田貞彦（秋田県・柴田歯科医院）

荻原宏志（北海道・勤医協きたく歯科診療所）

藤野智佳子（北海道・竹田歯科クリニック）

山本英一（北海道・上士幌歯科クリニック）

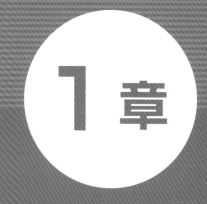

インプラント治療の現状

- digital implant dentistry の発展 -

序　文

　Digital Dentistry（デジタルデンティストリー）の進化によって、現在のインプラント治療は従来よりも安心・安全に精度の高い治療が提供されるようになった。

　まず、歯科用コーンビーム CT の普及により正確な診断が可能となり、DICOM データの取得が簡便になった。また、プランニングソフトの操作性の向上により、安全で精度の高いインプラント埋入計画の立案が行えるようになった。さらに、DICOM データと口腔内スキャナによる STL データの融合よって、高精度のサージカルガイド作製が可能となり、コンピュータ支援インプラント手術は飛躍的な進化を遂げ、正確で安全なインプラント埋入手術が実現した。

　上部構造の作製に関しては、すでに CAD/CAM テクノロジーがコンベンショナルな技工手法に取って代わっており、さらに口腔内スキャナや 3D プリンタの普及によって、フルデジタルのインプラント治療への取り組みも検討されてきている。

　そこで本章では、急速な勢いで変化を遂げているインプラント治療の現状を、①検査・診断および治療計画、②インプラント埋入手術、③上部構造の作製の 3 項目について解説する。

和田義行

1-1 検査・診断および治療計画

出張裕也

はじめに― CT による検査・診断の重要性

現在のチタン製インプラントによる治療が始まって約50年、その歴史の中で診断技術を飛躍的に伸ばしたのが、CT による三次元(3 D)の顎骨検査である。さらに2000年代に入り、CT のデジタルデータは 3 D シミュレーションとガイデッドサージェリーに発展してきた。

現在のインプラントシミュレーションソフトによる術前の治療計画では、従来の CT DICOM データを用いた三次元埋入シミュレーションだけでなく、模型のスキャンや口腔内スキャナからの精密な STL データを重ね合わせることにより、歯肉の厚みや最終エマージェンスプロファイルを考慮した詳細な埋入シミュレーションが可能となっている。

本項では、インプラント治療の現状として、デジタルデータを用いたインプラント治療のための検査・診断および治療計画についてまとめてみたい。

インプラント治療になぜコーンビーム CT が必要なのか?

顎顔面領域の疾患に対しては、単純 X 線撮影(口内法および口外法)を始め、医科用 CT、コーンビーム CT(以下、CBCT)、MRI、超音波検査などの多様な画像検査が疾患に応じて適用されている。CBCT は、歯と顎骨などの硬組織を三次元的に観察する装置としてわが国で開発され、2000年12月に歯科用 CT として厚生省(現・厚生労働省)から初の認可を受けている。従来の医科用 MDCT と比較して、スペースを取らず、かつ患者移動

の必要がない CBCT は、ボリュームをもった円錐形(または角錐形)の X 線を用いることで、立体的な領域の画像データを得ることができる。

より長期的に安定したインプラント治療を行うためには、高精度かつ確実な診断と治療計画が必要であるが、インプラント治療の術前検査において解剖学的構造を三次元的に正確に観察できる CBCT は、現在の補綴主導型インプラント治療の計画を立案するうえで必要不可欠である。口腔インプラント治療指針2016[1]でインプラント手術における解剖学的リスクが明記されていることからも(図1、2)、インプラント治療においては CT 画像診断による十分なリスク評価を行い、リスクを最小限にする安全な治療計画を立てる必要があることがわかる。

①歯槽部が吸収した下顎大臼歯部では歯槽頂から下顎管までの距離が近くなるので、下歯槽神経、下歯槽動・静脈損傷のリスクがある。また顎舌骨筋線が近くなると粘膜骨膜弁の形成時に舌神経損傷、ドリルの舌下隙・顎下隙への穿孔のリスクがある。

②下顎小臼歯部のインプラント手術では、粘膜骨膜弁の形成時にオトガイ神経損傷のリスクがある。顎下腺窩が深い症例ではドリルが舌側皮質骨を穿孔し、舌下動脈あるいはオトガイ下動脈を損傷するリスクがある。

③舌側傾斜した下顎前歯での埋入窩形成、特にインプラント体を唇側傾斜させて埋入窩を形成するとドリルが舌側皮質骨を穿孔し、舌下動脈あるいはオトガイ下動脈を損傷するリスクがある。

④オトガイ部からの移植骨採取は切歯枝を損傷し、前歯の知覚障害を後遺するリスクがある。

図1 下顎のインプラント手術での解剖学的リスク(参考文献 I より引用作成)。

1章 インプラント治療の現状 - digital implant dentistry の発展 -

①上顎第二大臼歯部でのインプラント体の遠心傾斜埋入は、上顎結節部を穿孔する可能性があり、翼突筋静脈叢損傷のリスクがある。
②上顎洞底挙上術での外側壁の骨窓形成は、後上歯槽動脈、あるいは眼窩下動脈、眼窩下神経損傷のリスクがある。
③上顎臼歯部でのインプラント体埋入手術では、上顎洞に穿孔し上顎洞粘膜を損傷し、上顎洞炎を起こすリスクがある。
④上顎臼歯部でのインプラント体埋入手術では、骨量の不足、骨質不良のため、インプラント体の上顎洞迷入のリスクがある。
⑤上顎臼歯部でのインプラント体埋入手術では、骨量の不足および骨質不良のため、オッセオインテグレーションを獲得できない、あるいはオッセオインテグレーション喪失のリスクがある。

図2 上顎のインプラント手術での解剖学的リスク(参考文献1より引用作成)。

また、CTによる顎骨精査の結果、骨髄炎、骨壊死(ARONJや放射線性骨壊死など)、炎症性の骨硬化、骨粗鬆症、上顎洞炎、嚢胞性疾患(歯根嚢胞や含歯性嚢胞など)、良性腫瘍、悪性腫瘍などが偶然発見される場合もある。病変が発見された場合はインプラント治療の適応を再検討するとともに、速やかにその疾患に対する加療を行う必要がある。

CT撮影の際には、CBCTの利用に関する基本原則[2]にしたがい被ばくも考慮し、短期間における複数回のCT検査は避け、限局した照射野でのCT利用が推奨される。医療被ばくに線量制限はないが、CBCTを取り扱う医療従事者は、個々の患者へのインプラント治療におけるCT検査の有効性とCT被ばくをつねに秤にかけ、被ばくに配慮してX線検査を行う必要がある。

コンピュータ支援インプラント手術の有用性

現在、インプラント治療は、最終補綴装置を想定して、理想的な位置にインプラントを埋入する補綴主導型の「トップダウントリートメント」が主流である。このトップダウントリートメントを具現化するためのもっとも有効な方法としてコンピュータ支援インプラント手術がある。

コンピュータ支援インプラント手術には、サージカル

・インプラントの残存率:97.3%(12ヵ月)
・起始点の誤差 :1.12mm(平均) 4.50mm(最大)
・先端部の誤差 :1.39mm(平均) 7.1mm(最大)
・深度の誤差 :0.43mm(平均) 3.53mm(最大)
・角度の誤差 :3.89°(平均) 21.16°(最大)

図3 2008年〜2013年の臨床実績に関する論文14編、精度に関する論文24編をもとに作成されたガイデッドサージェリーの精度に関するシステマティックレビュー(参考文献2より引用作成)。

ガイド系とモーションキャプチャー系の2種類がある。サージカルガイド系はCTシミュレーションソフト上で立案した計画に基づいて作製した静的なサージカルガイドを利用するガイデッドサージェリー、モーションキャプチャー系はおもに赤外線トラッキングシステムを用いて手術をリアルタイムにナビゲートするダイナミックナビゲーションシステムである。一般的には安価で特殊な装置を必要としないガイデッドサージェリーが広く普及しており、インプラントメーカーやCTメーカー、ナビゲーションソフトメーカーなどが独自のシミュレーションソフトやガイドシステムを発売している。

それぞれのシステムで設計可能なサージカルガイドは、歯牙支持、粘膜支持、骨支持またはその組み合わせである。Tahmasebらによるサージカルガイドを用いたガイデッドサージェリーの精度に関するシステマティックレビュー[3]では、インプラントの残存率は12ヵ月間で97.3%、インプラント埋入の起始点、先端部、深度および角度の三次元的な平均誤差はそれぞれ、1.12mm、1.39mm、0.43mm、3.89°と高い精度が報告されている(図3)。2014年には第5回ITIコンセンサス会議共同声明[4]として、ガイデッドサージェリーのガイドラインが発表されている(図4)。本稿では、以降サージカルガイドを用いたガイデッドサージェリーについて説明する。

ガイデッドサージェリーの利点とリスク

CBCTデータと口腔内のSTLデータを用いてガイデッドサージェリーのためのデジタルプランニングを行うことで、より正確な検査・診断が可能となり、解剖学

的なリスクを軽減しながら補綴主導型インプラント埋入手術の治療計画を立案することが可能となった。さらに、サージカルガイドの利用によって複雑な三次元の治療計画を高精度で再現することができ、低侵襲で短時間の埋入手術を行うことができる。患者にとっては、治療計画や手術プロセスがビジュアル化されることによって治療内容が理解しやすく、適切なインフォームドコンセントを受けることができる。低侵襲な手術により心理的負担も軽減されるだろう。

　ガイデッドサージェリーの適用は、単独歯欠損、多数歯欠損および無歯顎を含むすべてのインプラント治療で可能である。特に、上顎洞、鼻腔、下顎管などの近接しているケースや、隣在歯の傾斜などインプラント埋入において解剖学的に制約のあるケース、抜歯即時埋入などピンポイントでの埋入や即時荷重を行いたいケース、高齢者や有病者などの外科的侵襲を抑制したいケースで有用性が高いと考えられる。

　ガイデッドサージェリーにはいくつかのリスクもある。口腔内へサージカルガイドを挿入する際の開口制限や、装着位置の不安定性、ドリル外径とシリンダー内径の誤差、骨増生の追加、ドリルの骨穿孔、注水不足による骨の熱傷、術中時に生じる治療計画の変更、サージカルガイドの破損、メタルスリーブの脱離、インプラントの初期固定の不良などが挙げられている。しかし、これらのほとんどは、適切な術前の診断とサージカルガイドの設計および注意深い手術操作で回避できる。

デジタルプランニングの実際

トップダウントリートメントのためのデータの準備

ワックスアップのスキャン

　トップダウントリートメントでは、最終補綴装置を想定してインプラントの埋入位置を決定するため、最終補綴装置の形態をもったワックスアップをソフト上でCTデータに取り込む必要がある。この方法としては、造影性のあるスキャンレジンでワックスアップを置き換えた診断用テンプレートを作製し、口腔内に装着してCTを撮影する方法と、マーキングしたスキャンテンプレートを装着してCTを撮影し、さらにスキャンテンプレー

①ガイデッドサージェリーは従来の適切な検査・診断と治療計画の補助的手段である。
②ガイデッドサージェリーは補綴主導で行われるべきである。ワックスアップにより作製された診断用テンプレートを要する。
③DICOMとSTLデータのマッチングにより、解剖・骨増生の有無などを検査・診断し、上部構造設計を考える。
④重要な解剖学的構造から2mmの安全域を確保すべきである。
⑤ガイデッドサージェリーは無切開手術または切開手術どちらも可能である。
⑥粘膜、歯牙、暫間インプラント支持型のサージカルガイドのみを使用する。
⑦埋入精度向上のためにはフルガイドシステムを使用する。
⑧部分欠損から無歯顎まで適用可能である。
⑨複雑な解剖部位、治療計画の補助、低侵襲手術、治療の選択肢に関する患者の理解向上に役立つ。

図4　ガイデッドサージェリーのガイドライン（参考文献4より引用作成）。

トのみをCT撮影し重ね合わせを行うダブルスキャン法がある。

　前者の診断用テンプレートによる方法は、簡便で1回のCT撮影で済むが、口腔内に金属の補綴装置が多いケースなどでは、金属アーチファクトの影響を強く受けることがある。ダブルスキャン法は、金属アーチファクトの影響を受けず、無歯顎など多数歯欠損でも適応が可能である方法として開発されたが、サージカルガイドはスキャンテンプレートのDICOMデータから作製されるため、DICOMデータ特有の誤差を含むことに加え、アナログのスキャンテンプレート自体の適合がサージカルガイドの適合に強く影響する。そのため、ガイド装着時の調整は必須であり、適合を確認のうえアンカーリングシステムを適切に併用する必要がある。

　最新のシステムでは、ワックスアップをモデルスキャナでスキャンしたり、口腔内スキャナで直接スキャンしたりして光学印象で得られるつねに精度の高い口腔内のSTLデータを、CTデータにマッチングさせる方法が実用化されている。この方法の利点は、1回のCT撮影で治療計画が可能なことに加え、欠損部とワックスアップのSTLデータを準備することにより、硬組織だけでなく軟組織を考慮した綿密な治療計画を立案することが

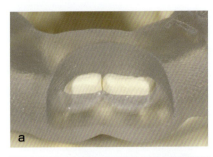
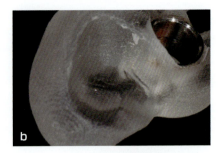
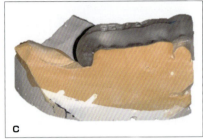
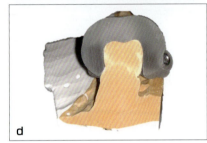

図5-a～d STLデータ上で設計された精度の高いデジタルガイド（ストローマン CARES 3Dガイド）。

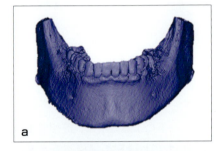
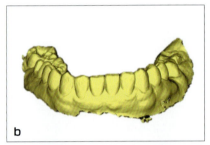
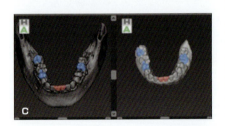
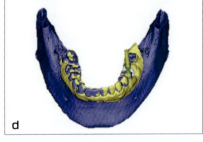

図6-a～d （a）CT 3Dデータ（DICOM）、（b）STLデータ、（c）CT 3DデータとSTLデータの共通部分をマッチングポイントに指定、（d）CT 3DデータとSTLデータの重ね合わせ。

でき、理想的な形態と機能を併せ持つ最終上部構造の作製を容易にする。また、CADを用いた欠損部のバーチャルワックスアップや抜歯即時埋入の治療計画の場合でもSTLデータ上で抜歯予定歯を除去してバーチャルでワックスアップを作製することが可能になった。さらに、サージカルガイドはSTLデータ上でバーチャルに設計される完全なデジタルガイドであるため、アナログのスキャンテンプレートから作製される従来のガイドと比較して、適合精度が格段に向上した（図5）。

データのマッチング

このように、デジタルデータを使用することで補綴主導型の適切な治療計画が容易に立てられるようになったが、この過程でもっとも大切なことは、顎骨のCTデータと口腔内のSTLデータの正確なマッチングである。どんなに適切な治療計画を立てても、マッチングがズレていれば、結果としてインプラントは計画と異なる位置へ埋入されることになる。

通常、CTデータとSTLデータのマッチングには歯などの硬組織がマッチングポイントに使用される（図6）。

1-1 検査・診断および治療計画

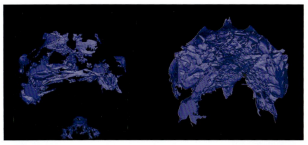
図7 金属のアーチファクトのためSTLデータと重ね合わせができない。

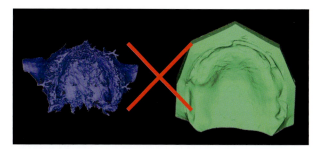
図8 無歯顎ではマッチングポイントがない。

図9-a、b 金属アーチファクトの多いケースでは、マッチングポイントを造影性レジンで作製したデジタルスキャンテンプレートを使用することにより、CTデータにマッチングポイントを任意に付加できる。
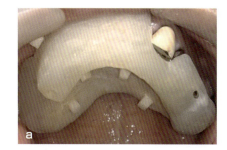
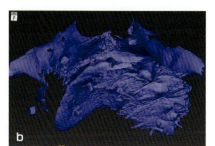

図10-a、b (a)無歯顎用のデジタルスキャンテンプレート、(b)スキャンテンプレートのDICOM 3Dデータ。造影性レジンで人工歯、口蓋部、マッチングポイントを作成すると、DICOMデータ上で可視化することができる。
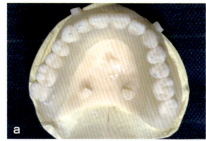
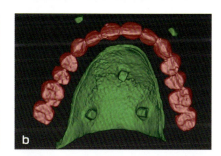

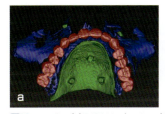 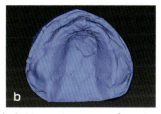 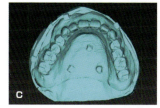 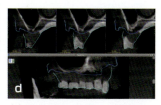
図11-a〜d (a)DICOMデータ、(b)デジタルスキャンテンプレートのSTLデータ、(c)粘膜のSTLデータ、(d)重ね合わせの結果。顎骨上にデジタルスキャンテンプレートを可視化し、デジタルスキャンテンプレートのSTLデータ上の共通部分(人工歯、マッチングポイント)を使用し、重ね合わせを行う。次にデジタルスキャンテンプレートSTLデータと粘膜STLデータの共通部分(模型の辺縁など)をマッチングポイントとし重ね合わせを行うことで、顎骨データ上に人工歯や粘膜面の正確なSTLデータを表示できるようになる。

しかしながら、インプラント治療の対象になる患者では金属製の補綴装置が多数装着されているケースも多く、金属アーチファクトのため正確なマッチングができないことが多い(図7)。また、無歯顎や多数歯欠損ではマッチングポイントが少なすぎたり、存在しなかったりするためマッチングができない(図8)。

このようなケースでは、マッチングポイントをCTデータとSTLデータ上に作るためのデジタルスキャンテンプレートを別に作製し、装着させてCT撮影を行うことで、金属アーチファクトを避けてマッチングポイントを明示することができる(図9)。また、無歯顎のケースでは義歯を複製し、人工歯や口蓋などを造影性レジンに置き換えたり、義歯にマッチングポイントを付与したデジタルスキャンテンプレートを使用したりすることに

13

1章 インプラント治療の現状 - digital implant dentistry の発展 -

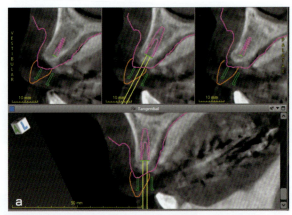 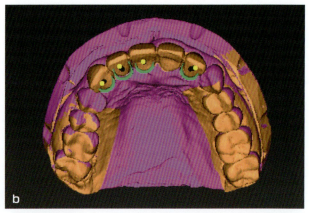

図12-a、b　(a)上段：クロスセクショナル、下段：インプラント軸モード。インプラント軸モードではインプラント軸を中心に360°回転させ、周囲の骨や隣在歯の根などとの位置関係を確認する。(b) 3Dモードで全体の位置関係やアクセスホールの位置を確認する。

より、正確なマッチングが可能となる(図10、11)。このように、デジタルスキャンテンプレートの使用で、ほとんどすべてのケースで正確なマッチングが可能となり、最新のデジタルガイドによるガイデッドサージェリーの恩恵を受けることが可能となる。

治療計画

三次元的に正しいインプラントの埋入ポジションが、理想的な形態の上部構造の作製を可能にし、その後の清掃性に大きく影響し、健全な周囲組織を維持する長期予後に重要な因子となる。インプラントの埋入ポジションの決定には、

①インプラント埋入予定部位の残存骨量・骨質
②隣在歯との歯頸部のレベル(垂直的位置関係)
③対合歯との咬合関係(水平的位置関係)

が重要である。

現在発売されている多くのインプラントシミュレーションソフトでは、2Dの3軸(アキシャル、コロナル、サジタル)、クロスセクショナル、カーブドMPRに加え、インプラント軸モードが表示可能である。これら2D画像を参考にインプラントの種類や埋入ポジションを決定し、全体的な位置関係を3Dで確認しながら治療計画を立案する(図12)。

シミュレーションを行う際には、まず下顎管や歯根なа どの解剖学的に危険な構造を明示し(図13)、骨欠損部位や骨内残遺物、上顎洞粘膜の状態などの精査を行う。次に、最終補綴装置のイメージを参考に埋入部位(刺入点)を決め、埋入するインプラントのサイズを選択し、埋入ポジションを決定する。

ソフトによって表示法は異なるが、骨内の骨質(HU)もある程度確認することができる。歯科用CTではその画像濃度値が医科用CTのような値(いわゆる CT 値)を示す装置は少ないが、適正な画像濃度値が表現できる装置であればインプラント体の初期固定状態を想像することができる。また、臨床的骨質を診断することで、硬い皮質骨や軟らかい抜歯窩に影響を受けてインプラントの埋入方向がズレる可能性を予測できるため、オーバーコレクション気味にインプラントを埋入することや、ドリリング時の感覚、ドリルの振れ方などについて、術前にイメージしておくことができる。

その他のシミュレーションを行う利点としては、当然、骨増生の方法をプランニングする際の有用性もあるが、既存骨を最大限に活用する埋入方法を計画できる点が挙げられる。たとえば、上顎臼歯部で、上顎洞までの高径が不足する場合、遠心のインプラントを傾斜させて上顎洞底挙上術を回避する(図14)などである。特に、複数歯欠損から無歯顎で骨増生を避けたい症例では、限られた既存骨内に安全な設計を行えるかどうかが治療の幅を大きく広げることにつながり、それとともに、外科的侵襲のより低い治療計画を立てることが可能となる。

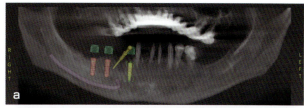
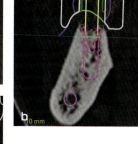
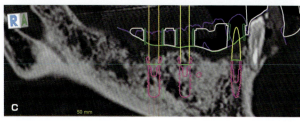

図13-a〜c　(a)下顎管の明示、(b)クロスセクショナルモード、(c)インプラント軸モード。クロスセクショナルモードやインプラント軸モードを参照し、インプラントと下顎管や隣在歯との位置関係を確認する。

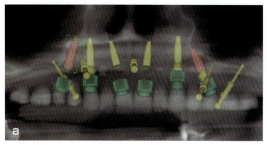
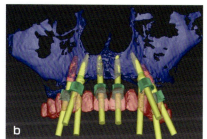

図14-a、b　最遠心のインプラントを傾斜させることによって、既存骨を最大限に利用し、上顎洞底挙上術を避けた治療計画を立案することができる。さらに、角度付きアバットメントによるアクセスホールの位置をプランニングの段階で確認できる。

シミュレーションソフトによって機能はさまざまで、可能なことと不可能なことがあるため、使用するソフトウェアの機能を十分に熟知しておく必要がある。そして、先述のような複雑なシミュレーションケースでは、手術時の正確な再現が必要となり、ガイデッドサージェリーが不可欠である。

おわりに

CBCTおよびモデルスキャナ、口腔内スキャナの精度の向上と、歯科用デジタルデータを融合させるソフトの開発、さらにCAD/CAMテクノロジーの進化によって、適切な手術計画の立案と高精度なガイデッドサージェリーが可能となった。その結果、より確実な手術操作、手術時間の短縮、低侵襲性などの面から歯科医師と患者の双方に多くのメリットがもたらされた。インプラント治療においてはデジタルデンティストリーの役割はきわめて大きい。今後のデジタルデンティストリーのさらなる発展と、われわれがこれを積極的に治療に取り入れることで、より安心・安全でQOLの高いインプラント治療を提供することができるであろう。

参考文献

1. 日本口腔インプラント学会．口腔インプラント治療指針2016. https://www.shika-implant.org/publication/guide.html(2019年7月9日アクセス)
2. Horner K, Islam M, Flygare L, Tsiklakis K, Whaites E. Basic principles for use of dental cone beam computed tomography: consensus guidelines of the European Academy of Dental and Maxillofacial Radiology. Dentomaxillofac Radiol 2009；38(4)：187-195.
3. Tahmaseb A, Wismeijer D, Coucke W, Derksen W. Computer technology applications in surgical implant dentistry: a systematic review. Int J Oral Maxillofac Implants 2014；29 Suppl：25-42.
4. S. Chen, David L. Cochran, D. Buser(著)，勝山英明，黒江敏史，塩田真，船越栄次(監訳)．別冊QDI 第5回ITIコンセンサス会議議事録．東京：クインテッセンス出版，2015：84.

1-2 ガイデッドサージェリーの信頼性

川瀬 敬

はじめに

近代のインプラント治療において、長期的な予後の向上のために、術前における埋入ポジションのプランニングが重要なことは言うまでもない。そして、プランニングポジションを実際に埋入されたポジションへと正確に再現するために、ガイデッドサージェリーが有効とされている。しかし、さまざまな要因によって、埋入精度において誤差が確認されている。本項では、当院でガイデッドサージェリー下にて埋入した45症例、インプラント総数113本について、欠損様式とサージカルテンプレートの支持様式をもとに分類し、その精度を検証した。

検証方法

検証には、ガイドソフトウェア Straumann coDiagnostiX（ストローマン・ジャパン）の搭載機能である treatment evaluation を活用し、プランニング時と埋入後のDICOMデータのマッチングを行い、その誤差を計測した（図1～3）。計測項目としては、Base（プラットフォーム中心間の距離）、Tip（インプラント体先端の距離）、Angle（インプラント体長軸のなす角度）の3項目である（図4）。また、対象としたインプラントは、欠損様式によって Type 1～5（表1）に、サージカルガイドの支持様式により表2のように分類した。

結果および考察

Base における平均誤差は1.14mm（最大値3.85mm）、Tip では平均誤差1.61mm（最大値6.78mm）、Angle は平均誤差3.16°（最大値7.38°）であった。本検証と2018年に Evans らによって示されたレビューと比較すると平均的な誤差に矛盾は認められなかった（図5）[1]。しかし、欠損様式とそれにともなうサージカルガイドの支持様式の違いから誤差の大きさに幅が認められたため、考察を

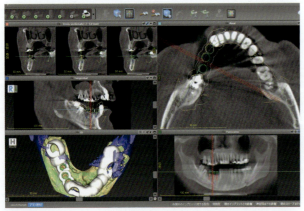

図1 ストローマンガイドソフトウエア coDiagnostiX によるインプラント埋入シミュレーションと、検証に用いた treatment evaluation 機能。

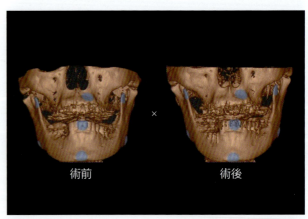

図2 術前のDICOMデータ（左）と術後のDICOMデータ（右）のマッチング。

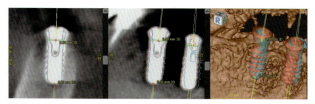

図3　プランニングポジションと実際の埋入ポジション。

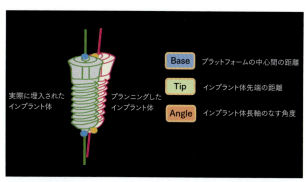

図4　測定項目。

表1　欠損様式による分類と検証対象の内訳

分類	症例数	インプラント総数
Type 1（1～2歯中間欠損）	19	22本
Type 2（1～2歯遊離端欠損）	11	15本
Type 3（3～4歯中間欠損）	2	6本
Type 4（3～4歯遊離端欠損）	2	6本
Type 5（5歯以上多数歯欠損）	11	64本

表2　サージカルガイドの支持様式の分類

分類		症例数	支持様式
Type 1（1～2歯中間欠損）		19	歯牙支持
Type 2（1～2歯遊離端欠損）	a	10	歯牙支持
	b	1	歯牙支持＋アンカーピン
Type 3（3～4歯中間欠損）		2	歯牙支持
Type 4（3～4歯遊離端欠損）	a	1	歯牙支持
	b	1	歯牙支持＋アンカーピン
Type 5（5歯以上多数歯欠損）	a	4	歯牙支持＋アンカーピン
	b	4	粘膜支持＋アンカーピン
	c	3	骨支持＋アンカーピン

行った（表3）。

　まず、Type 1（1～2歯の中間欠損）において、サージカルガイドは多数の残存歯により支持されるため精度の高い結果が得られた。誤差が最大値を示した症例等を検討すると、埋入部位の隣在歯の動揺や歯列不正によりサージカルガイドの適合が困難で調整を要する場合や、サージカルガイドの強度不足が、誤差を大きくする要因と推測された。また、1歯と2歯の欠損における精度の有意差は認められなかった。

　Type 2（1～2歯の遊離端欠損）においては、欠損の遠心側に歯牙によるサージカルガイドの固定源がとれないため、浮き上がりを起こしやすい。11症例のうち10症例は歯牙支持のみで施行し（Type 2-a）、1症例はアンカーピンの支持を併用しガイドの浮き上がりを防止した（Type 2-b）。Type 2-bでは、Type 1と同等の精度が得られた。しかし、部位的にアンカーピンを設計できないケースも存在する。また、2歯遊離端欠損の場合は、大部分の症例において、歯牙支持より離れた遠心側の部位で大きな誤差が確認された。そこで、埋入窩にガイド固定ピンを挿入し、サージカルガイドの固定を補強することでズレを予防し、埋入精度の向上に努めた。

　Type 3（3～4歯中間欠損）では、もっとも近遠心の歯牙支持から離れた部位に誤差が大きい傾向が見られた。

　Type 4（3～4歯遊離端欠損）においては、歯牙支持のみの場合（Type 4-a）は、サージカルガイドの浮き上がりや移動が起こりやすく、最遠心側部位での誤差が大きい点はType 2や3と共通する結果であった。また、1症例ではあるが、アンカーピンを併用した症例（Type 4-b）は歯牙支持単独と比べて精度がすぐれていた。Type 4においては、埋入窩へのガイド固定ピンの挿入（図6）と、アンカーピンの支持が埋入精度の向上に有効であったと推測される。

1章 インプラント治療の現状 - digital implant dentistry の発展 -

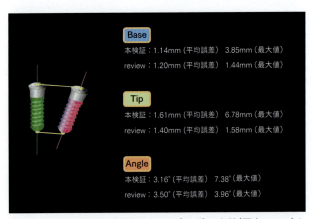

図5 全体的な結果。本検証とEvans (2018)の文献(図中 review)との比較。

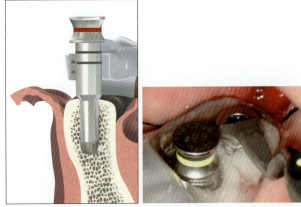

図6 複数のインプラントを埋入する場合に有効な埋入窩を利用したガイド固定ピン(ストローマンガイドシステム)。

表3 サージカルガイド支持様式別の計測結果

分類	計測項目	誤差	誤差の最大値
Type 1 (1～2歯中間欠損、歯牙支持)	Base	0.78mm	1.25mm
	Tip	0.91mm	1.45mm
	Angle	2.65°	4.37°
Type 2-a (1～2歯遊離端欠損、歯牙支持)	Base	0.98mm	1.85mm
	Tip	1.25mm	2.20mm
	Angle	2.85°	5.20°
Type 2-b (1～2歯遊離端欠損、歯牙支持＋アンカーピン)	Base	0.70mm	0.75mm
	Tip	0.88mm	1.38mm
	Angle	2.50°	2.80°
Type 3 (3～4歯中間欠損、歯牙支持)	Base	0.95mm	2.00mm
	Tip	1.28mm	3.10mm
	Angle	3.10°	5.55°
Type 4-a (3～4歯遊離端欠損、歯牙支持)	Base	1.36mm	1.80mm
	Tip	1.50mm	2.85mm
	Angle	2.85°	5.20°
Type 4-b (3～4歯遊離端欠損、歯牙支持＋アンカーピン)	Base	0.70mm	1.10mm
	Tip	0.95mm	1.60mm
	Angle	2.50°	3.30°
Type 5-a (5歯以上多数歯欠損、歯牙支持＋アンカーピン)	Base	1.25mm	2.10mm
	Tip	1.75mm	3.35mm
	Angle	3.85°	5.20°
Type 5-b (5歯以上多数歯欠損、粘膜支持＋アンカーピン)	Base	1.45mm	2.70mm
	Tip	1.98mm	3.35mm
	Angle	3.20°	5.30°
Type 5-c (5歯以上多数歯欠損、骨支持＋アンカーピン)	Base	2.25mm	3.85mm
	Tip	3.85mm	6.78mm
	Angle	4.96°	7.38°

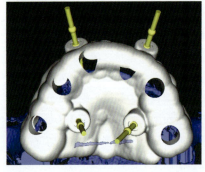

図7 多数歯欠損におけるアンカーピンによる固定。

　Type 5 (5歯以上多数歯欠損)は表3のように3分類したが、Type 5-c(アンカーピン併用の骨支持型)がもっとも誤差が大きい結果となった。これは、粘膜を剥離翻転することによりサージカルガイドが不適合となることが要因と考えられる。また、サージカルガイドのスリーブの位置が骨から離れ、サージカルガイドの高径が高くなり長いドリルを要することも精度を下げると推測する。粘膜が厚い部位に誤差が集中する特徴があり、粘膜の厚みも考慮したサージカルガイドの設計とバランスを考えた複数本のアンカーピンの設計が必須と考えられる。ちなみに、Type 5-a(アンカーピン併用の歯牙支持型)とType 5-b(アンカーピン併用の粘膜支持型)間では有意差は認められなかった。

評価

　総合的評価として、サージカルガイドの適合精度は、印象採得、模型作製、CTの撮影、金属アーチファクトと処理

症例

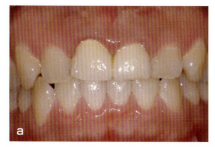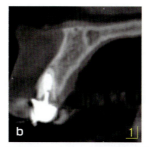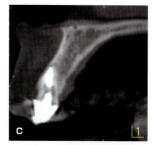

図8-a〜c　初診時。外傷による歯の破折を前装冠にて補綴処置をされていたが、頻繁に脱離を繰り返していた。CT画像で脆弱な歯根が確認できた。

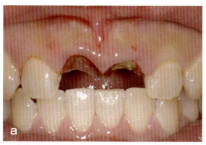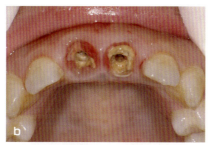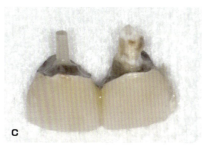

図9-a〜c　レジン前装鋳造冠の撤去。歯根は破折を認め、軟化象牙質に満たされており、保存不可能な状態であった。

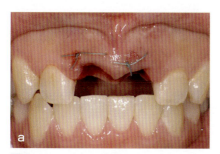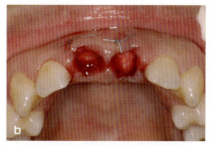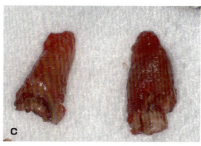

図10-a〜c　歯根の破折が認められたため、1|1を抜歯した。抜歯窩の掻爬後、縫合処置を行った。

方法により影響される。適切な強度と良好な適合精度が得られたら、適切なサージカルガイドの支持様式の選択と設計が求められる。この際、サージカルガイドの歪み、たわみ、移動、浮き上がりを予防するには、固定ピンやアンカーピンが有効となる（図6、7）。

そして、埋入部位の骨質にも影響されるが、ドリリング時の過度の振動により、サージカルガイドのスリーブに負荷を掛けない心がけが必要である。硬い骨質でより誤差が大きくなる傾向がある。また、開口に制限がある場合、無理な方向からドリルを挿入することでスリーブに干渉し、スリーブの緩みやスリーブの脱落も経験した。

症例供覧

患者は38歳、女性。子どもの頃、外傷にて1|1の歯冠が破折し、レジン前装鋳造冠にて現在まで補綴処置されていたが、頻繁な脱離により根本的な治療を希望し来院した。歯根は脆弱で保存不可能と判断し抜歯した。患者がインプラント治療を希望したため、ガイデッドサージェリー下にてインプラント治療を計画した。

図8〜24に診断から外科処置、補綴処置までの一連の流れを示す。

1章 インプラント治療の現状 - digital implant dentistry の発展 -

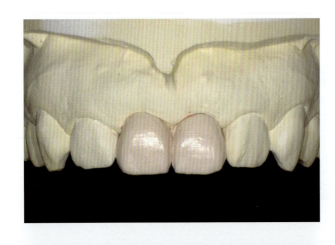

図11 機能的および審美的要素を考慮し、トップダウントリートメントとしてインプラント埋入部位のワックスアップを行った。

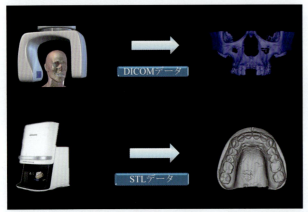

図12 データの収集。CT撮影から硬組織のDICOMデータ、模型スキャナーによるSTLデータを取得した。

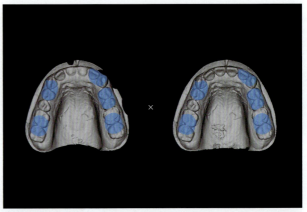

図13 DICOMデータ、STLデータにおいて、マッチング可能な相互に対応するペアを抽出した。

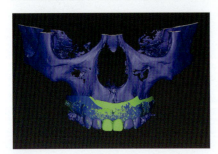

図14 マッチングが完了した3D画像。

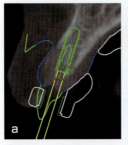
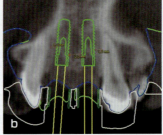
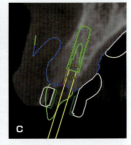

図15-a〜c 理想的な補綴的ポジション、アクセスホールの位置も考慮し、それぞれのインプラントの埋入ポジションを決定した。両インプラントともに直径3.3mm×長さ12mmのボーンレベルインプラント（ストローマン社）を選択した。

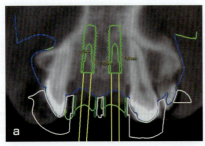
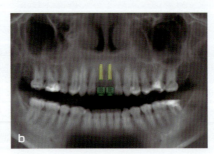
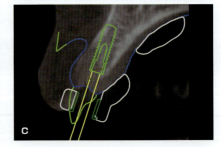

図16-a〜c サージカルガイドにおけるスリーブの直径、高さを選択し設計を行った。

1-2 ガイデッドサージェリーの信頼性

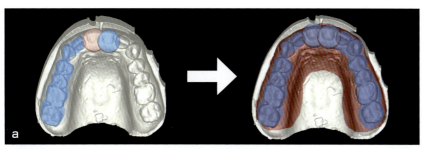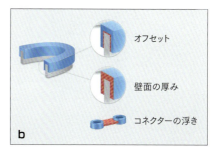

図17-a、b　たわみや変形が起こらない十分な強度が確保できるサージカルガイドの範囲を設計した。

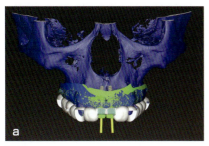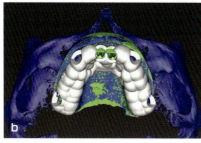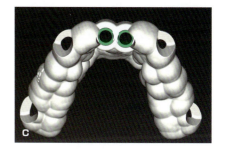

図18-a～c　インフェクションウインドウを加え、サージカルガイドの設計が完了した。

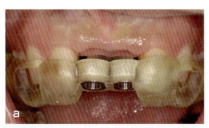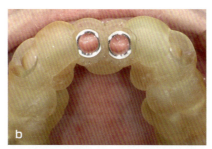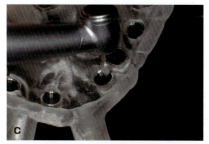

図19-a～c　プランニングされた3Dガイドのデータをもとに作製されたサージカルガイドを試適した。必要に応じ調整を行った。

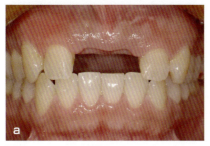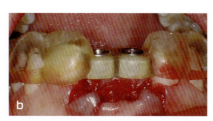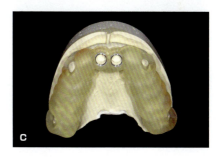

図20-a～c　浸潤麻酔後フラップを形成し、サージカルガイドを装着した。

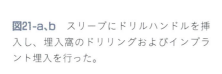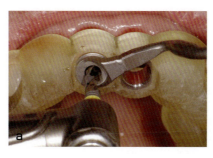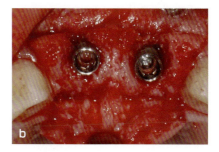

図21-a、b　スリーブにドリルハンドルを挿入し、埋入窩のドリリングおよびインプラント埋入を行った。

1章　インプラント治療の現状 - digital implant dentistry の発展 -

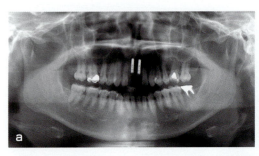
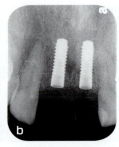

図22-a、b　インプラント埋入後のパノラマX線写真(a)およびデンタルX線写真(b)。

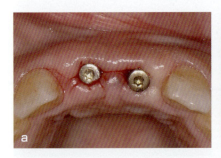
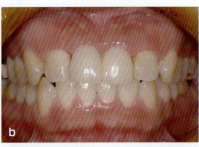

図23-a、b　二次手術でヒーリングアバットメントを装着後に軟組織の成熟を確認し、印象採得後にプロビジョナルクラウンを装着した。

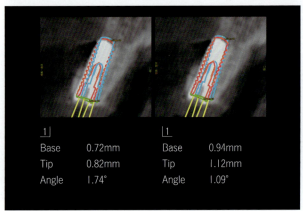

図24　本症例においても埋入精度の検証を行った。1〜2歯中間欠損、歯牙支持型の使用例と比較し、矛盾のない結果であった。

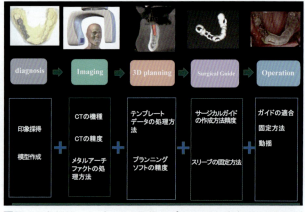

図25　印象採得からデータの取得、プランニング、サージカルガイドの作製、そして埋入手術のそれぞれの過程における小さなエラーが、最終的に総合的誤差として影響される。

まとめ

　ガイデッドサージェリーにて埋入手術を行う場合、検査・診断における印象採得から手術まですべての過程で起こりうるエラーが最終的に総合的誤差として確認される(図25)。完全なシステムと過信せず、予想される誤差を最小限にする配慮と余裕をもった治療計画の設定に努めるべきである。

参考文献
1. Tahmaseb A, Wu V, Wismeijer D, Coucke W, Evans C. The accuracy of static computer-aided implant surgery: A systematic review and meta-analysis. Clin Oral Implants Res 2018；29：416-435.

1-3 2つの異なるコンピュータ支援インプラント手術システムとケースレポート

Atiphan Pimkhaokham、Deehawat Kaewsiri、Sirida Arunjaroensuk　　[監訳]黒嶋伸一郎

2つのコンピュータ支援インプラント手術システム

インプラント埋入の正確さはインプラントの成功のための重要な要素の1つである。誤った治療計画や手術手技は、あらかじめ計画しておいたインプラントの埋入位置を逸脱させる可能性があり、それは短期的・長期的に合併症を惹起するかもしれない[1,2]。コンピュータ支援手術のような近年の進化したデジタルテクノロジーにより、術者は通常のインプラント埋入手術よりも一層正確にインプラントを埋入することができる。現在のいわゆるコンピュータ支援インプラント手術(CAIS)は静的CAIS(ガイデッドサージェリー)と動的CAIS(ダイナミックナビゲーションシステム)の2つのシステムに分けられる[3,4]。

両CAISシステムにおける重要な主要コンポーネントは、CTスキャンデータとインプラント計画ソフトウェアである。このソフトウェアを用いて、CT画像上に重ねられた適切な3Dポジションにバーチャルインプラントを埋入することができる。静的システムを用いて、計画されたインプラントの埋入位置を実際の埋入部位へとトランスファーするために、手術用のインスツルメントを連結できるサージカルガイド作製にCAD/CAMテクノロジーが用いられる。ドリリング用のインスツルメントとインプラントは、サージカルガイドを用いることで、計画された埋入部位に正確に誘導することが可能である(図1)。一方、動的システムではインスツルメントと患者の動きを追尾し、それらをナビゲーションスクリーンに表示する光学トラッキングテクノロジーを使用する。ドリリング用のインスツルメントやインプラントの埋入位置とバーチャルプランニングとの誤差を視認することが可能で、埋入位置の調整をリアルタイムで行うこともできる(図2)[3,4]。

インプラント埋入の精度は、すべての方向において、計画された埋入位置と実際に埋入されたインプラント埋入位置のズレとして理解される。埋入位置のズレを表現

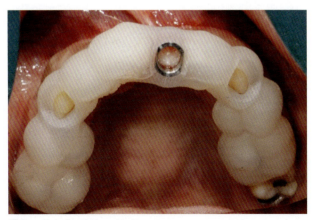

図1　ガイデッドサージェリー。

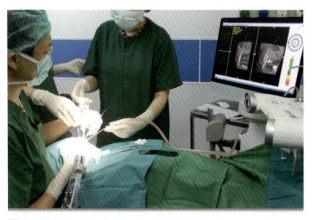

図2　ダイナミックナビゲーションシステム。

表1 静的システムと動的システムの誤差の比較

	プラットフォーム	先端	角度
静的システム	0.97 ± 0.44 mm	1.28 ± 0.46 mm	2.84 ± 1.71°
動的システム	1.05 ± 0.44 mm	1.29 ± 0.50 mm	3.06 ± 1.37°

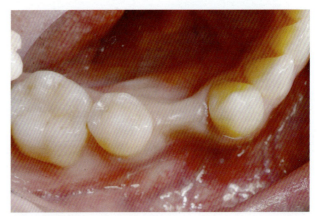

図3 ４|部欠損。

するためによく使うパラメータは、プラットフォームにおける位置ズレ（三次元方向の直線的なズレ、インプラントのプラットフォームでの測定）、インプラント先端部における位置ズレ（三次元方向の直線的なズレ、インプラント先端での測定）、ならびに角度のズレ（計画されたインプラントと実際に埋入されたインプラントの中心軸線間の角度差）が含まれる。多くの研究においてガイデッドサージェリーおよびダイナミックナビゲーションシステムの精度が報告されている。全体として、ガイデッドサージェリーを用いたインプラントの位置ズレは、プラットフォームと先端において、それぞれ1.22mmと1.45mm以下であり、角度のズレは4.06°以下であることが報告されている[5〜8]。ダイナミックナビゲーションシステムを用いたインプラントの位置ズレは、プラットフォームと先端において、それぞれ1.37 mmと1.56 mm以下であり、角度のズレは3.78°以下であることが報告されている[9〜11]。また、CAISシステムによるインプラント埋入と通法でのインプラント埋入を比較しているいくつかの研究では、CAISシステムは通法よりも精度がより高かったことが報告されている[9, 10, 12]。

Kaewsiriらは、ガイデッドサージェリー（coDiagnostiX, Dental Wings Inc., GmbH, n = 30）とダイナミックナビゲーションシステム（IRIS - 100, EPED Inc., n = 30）を用いて60例の単独歯欠損におけるインプラント埋入の精度を比較した[13]。その結果、2つのシステムにおけるインプラントの埋入精度には統計学的有意差がないことがわかった。ガイデッドサージェリーでは、インプラントのプラットフォームと先端におけるズレの平均値は、それぞれ0.97 ± 0.44 mmと1.28 ± 0.46 mmであり、ダイナミックナビゲーションシステムでは1.05 ± 0.44 mmと1.29 ± 0.50 mmであった。平均角度偏差はガイデッドサージェリー、ダイナミックナビゲーションシステムそれぞれ、2.84 ± 1.71°と3.06 ± 1.37°であった（表1）。以上より著者らは、単独歯欠損におけるダイナミックナビゲーションシステムを用いたインプラント埋入の精度は、ガイデッドサージェリーにおける精度と同程度であったと結論づけている。基礎研究においても、ガイデッドサージェリーおよびダイナミックナビゲーションシステムは同等の精度であることが報告されている[14, 15]。

インプラント埋入位置のズレは、画像取得、データ処理、サージカルガイドの作製と使用、トラッキングシステムエラー、人為的エラーを総合したエラーである。ガイデッドサージェリーにおいては、サージカルテンプレートの作製とその使用がインプラント埋入位置のズレに対して重要な役割を担っている。一方、ダイナミックナビゲーションシステムにおいては、トラッキングエラー（レジストレーションエラー）と人為的エラーがインプラント埋入位置のズレに影響を与える主要素である。コーンビームCT（以下、CBCT）スキャンにおける高解像度、適切な画像横断原理、サージカルガイドステントに対するドリルの適正な適合、ならびにステントの良好な安定性が、インプラント埋入の精度を向上させる。ダイナミックナビゲーションシステムの正確性も、術前

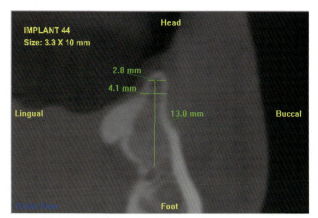

図4 4̲部のクロスセクショナル像。

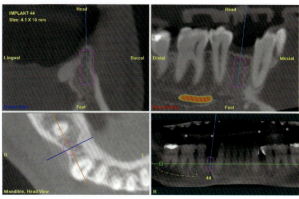

図5 インプラントソフトウェアによって作成されたバーチャルインプラントの輪郭。

におけるシステムの正確な補正や、術者の目と手を慣らす coordination（共同作用）により向上可能である[4、16、17]。しかしながら、両 CAIS システムを用いたインプラント埋入の精度に影響を与える可能性のある要素は多数ある。欠損の種類や部位、インプラントの長径、ならびに骨増生術式といった要素の影響をさらなる研究で検索すべきであろう。

ダイナミックナビゲーションシステムを用いたインプラント症例

続いて、症例を供覧する。患者は、右側下顎第一小臼歯欠損のタイ人で30歳の男性。患者は LeFort I 骨切り、両側下顎枝矢状分割術、ならびに下顎前歯部根尖下骨切り術を併用して1年間の外科矯正を行って矯正治療を終えた。処置後、5̲3̲間に欠損が生じたため、インプラント支持型固定性補綴装置による治療を第一選択とした（図3）。

口腔内検査と CBCT スキャンにより 4̲相当部はナイフエッジ状で、歯槽堤は不規則な形態を呈していることがわかった。次の過程に必要な情報を得るため、4ヵ所のX線不透過性のマーカーが付与された装置を患者の口腔内に装着し、CBCT スキャンを行った。インプラントナビゲーションシステム（IRIS - 100；EPED Inc.）を使用して、GBR による骨増生と同時にボーンレベルインプラントを埋入する治療計画を立案した（図4）。

CBCT スキャンから得られた DICOM 形式ファイルをインプラントプランニングソフトウェア（IRIS - 100；EPED Inc.）にインポートした。径4.1mm、長さ10mm のストローマンボーンレベルインプラント RC（Institute Straumann AG）のバーチャルインプラントを画面上で選択し、CBCT 画像とマッチングを行って適正な位置にインプラントを埋入した（図5）。

手術前に赤外線追尾カメラを術野にセットし、CBCT 撮影時と同じ位置になるように、装置を患者の口腔内に装着した。2つの追尾センサーをインプラントハンドピースと口腔内に装着した装置に接続した。これらのセンサーは、追尾カメラにより検知される赤外線を感知する。ナビゲーションシステムが作動するように、両方のセンサーが検知でき、CBCT イメージにおけるバーチャルマーカーと連動した動きを提供する装置上でマーカーを確認できる位置に追尾カメラをセットした（図6、7）。計画されているバーチャルインプラントを含む CBCT イメージに重ね合わされたナビゲーションスクリーン上に、歯槽骨に対するドリル位置が表示された。

埋入プロトコールにしたがって、インプラント床の形成と埋入が行われた。すべての方向において、バーチャルプランから得られたドリルとインプラントのズレは、ナビゲーションスクリーンで可視化ができ、埋入位置の調整はリアルタイムで行うことが可能であった（図8、9）。インプラント埋入後、初期固定を確認し（RFA buccal =80 ISQ、mesial =77 ISQ）、異種骨と吸収性コラーゲンメンブレンを用いた GBR を行って創部を一次閉鎖した。

1章 インプラント治療の現状 - digital implant dentistry の発展 -

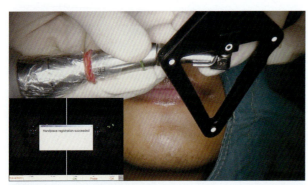

図6　ハンドピース登録。

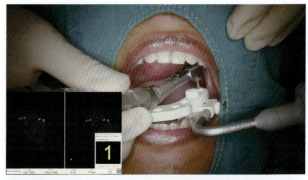

図7　患者登録。

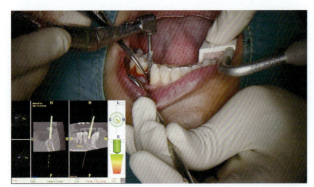

図8　ナビゲーションシステムを用いたインプラント床形成。

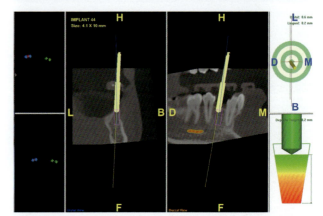

図9　ナビゲーションスクリーン上のバーチャルドリルと歯槽骨。

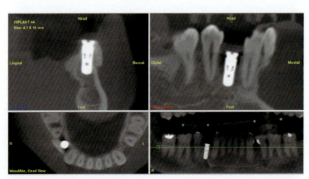

図10　2週後のCBCTスキャン。

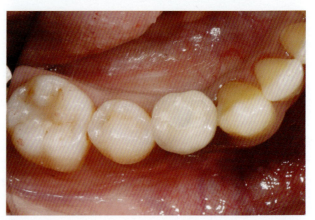

図11　術後5ヵ月。

　術後2週間でCBCTスキャンを行い、プランニングソフトウェアを用いた画像合成により、バーチャルプランと、実際に埋入されたインプラントのズレを解析した。その結果、インプラントは計画された位置に対して最小のズレで正確に埋入されていた（プラットフォームにおける位置ズレ＝0.37mm、先端における位置ズレ＝0.75mm、角度のズレ＝4.36°）（図10）。術後5ヵ月に、インプラント支持型スクリュー固定性上部構造が装着された（図11）。

まとめ

結論として、ガイデッドサージェリーおよびダイナミックナビゲーションシステムは現代のインプラント手術において重要な役割を果たすであろう。さらに、両システムの精度には統計学的有意差はない。より精度の高いインプラント埋入を行うために、進化したデジタル技術を使おうとしている歯科医師は、ガイデッドサージェリーもしくはダイナミックナビゲーションシステムのどちらかを選択することが可能である。しかしながら、自覚と学習経験を考慮すべきであろう。

参考文献

1. Buser D, Janner SF, Wittneben JG, Brägger U, Ramseier CA, Salvi GE. 10-year survival and success rates of 511 titanium implants with a sandblasted and acid-etched surface: a retrospective study in 303 partially edentulous patients. Clin Implant Dent Relat Res 2012；14 (6)：839-851.
2. Buser D, Martin W, Belser UC. Optimizing esthetics for implant restorations in the anterior maxilla: anatomic and surgical considerations. Int J Oral Maxillofac Implants 2004；19：43-61.
3. Block MS, Emery RW. Static or dynamic navigation for implant placement-choosing the method of guidance. J Oral Maxillofac Surg 2016；74(2)：269-277.
4. Widmann G, Bale RJ. Accuracy in computer-aided implant surgery--a review. Int J Oral Maxillofac Implants 2006；21(2)：305-313.
5. Bover-Ramos F, Viña-Almunia J, Cervera-Ballester J, Peñarrocha-Diago M, García-Mira B. Accuracy of Implant Placement with Computer-Guided Surgery: A Systematic Review and Meta-Analysis Comparing Cadaver, Clinical, and In Vitro Studies. Int J Oral Maxillofac Implants 2018；33(1)：101-115.
6. Tahmaseb A, Wismeijer D, Coucke W, Derksen W. Computer technology applications in surgical implant dentistry: a systematic review. Int J Oral Maxillofac Implants 2014；29：25-42.
7. Jung RE, Schneider D, Ganeles J, Wismeijer D, Zwahlen M, Hammerle CH, et al. Jung RE, Schneider D, Ganeles J, Wismeijer D, Zwahlen M, Hämmerle CH, Tahmaseb A. Computer technology applications in surgical implant dentistry: a systematic review. Int J Oral Maxillofac Implants 2009；24：92-109.
8. Tahmaseb A, Wu V, Wismeijer D, Coucke W, Evans C. The accuracy of static computer-aided implant surgery: A systematic review and meta-analysis. Clin Oral Implants Res 2018；29：416-435.
9. Block MS, Emery RW, Cullum DR, Sheikh A. Implant placement is more accurate using dynamic navigation. J Oral Maxillofac Surg 2017；75(7)：1377-1386.
10. Block MS, Emery RW, Lank K, Ryan J. Implant Placement Accuracy Using Dynamic Navigation. Int J Oral Maxillofac Implants. 2017；32(1)：92-99.
11. Elian N, Jalbout ZN, Classi AJ, Wexler A, Sarment D, Tarnow DP. Precision of flapless implant placement using real-time surgical navigation: a case series. Int J Oral Maxillofac Implants 2008；23(6)：1123-1127.
12. Farley NE, Kennedy K, McGlumphy EA, Clelland NL. Split-mouth comparison of the accuracy of computer-generated and conventional surgical guides. Int J Oral Maxillofac Implants 2013；28(2)：563-572.
13. Kaewsiri D, Panmekiate S, Subbalekha K, Mattheos N, Pimkhaokham A. The accuracy of static vs. dynamic computer-assisted implant surgery in single tooth space: A randomized controlled trial. Clin Oral Implants Res 2019；30(6)：505-514.
14. Ruppin J, Popovic A, Strauss M, Spuntrup E, Steiner A, Stoll C. Evaluation of the accuracy of three different computer-aided surgery systems in dental implantology: optical tracking vs. stereolithographic splint systems. Clin Oral Implants Res 2008；19(7)：709-716.
15. Somogyi-Ganss E, Holmes HI, Jokstad A. Accuracy of a novel prototype dynamic computer-assisted surgery system. Clin Oral Implants Res 2015；26(8)：882-890.
16. Cassetta M, Di Mambro A, Giansanti M, Stefanelli LV, Cavallini C. The intrinsic error of a stereolithographic surgical template in implant guided surgery. Int J Oral Maxillofac Surg 2013；42(2)：264-275.
17. Mora MA, Chenin DL, Arce RM. Software tools and surgical guides in dental-implant-guided surgery. Dent Clin North Am 2014；58(3)：597-626.

1-4 　光学印象の評価

出張裕也

口腔内スキャナへの期待と利点

　近年、口腔内スキャナが普及し、光学印象が導入されることで、チェアサイドがデジタル化された。これにより、インプラント治療においても、治療計画から上部構造作製までのワークフローが大きく変化した。口腔内スキャナによる光学印象は、CAD/CAM システムと併用することで治療期間の短縮、患者の侵襲の軽減、材料費の節約、データの高い精度や再現性などが期待されている。

　インプラント治療において光学印象は、従来の印象で必要な個人トレー、印象用コーピング、印象材料、関連する技工用コンポーネントなどが不要となるため、材料コストの削減が可能であること、臼歯部に埋入されたインプラントでは印象時に患者が受ける不快感を軽減できるなど、従来の印象と比較してさまざまなメリットがあ

る（図1）。実際に、印象法に対する系統だった患者評価により光学印象が従来の印象法に勝っているという報告もある[1]。

口腔内スキャナの精度および再現性

　しかしながら、口腔内スキャナの精度や再現性は、術者の経験に依存する部分が多い（図2）。口腔内スキャナによる印象では従来の印象と比較して術者の経験により時間を短縮することが可能であるが、スキャンボディと隣在歯が近い部位や大臼歯部の最遠心部位などを正確にスキャンするにはテクニックが必要である。Gimenez-Gonzalez ら[2] は、True Definition Intraoral Scanner（3 M）について、誤差は70 nm 以内であるが、術者の経験やスキャンボディの高さが精度に影響すること、

---

①治療の経過や患者の口腔内の変化を記録・保存できる
②患者の負担が軽減される
 ・嘔吐反射がある患者への対応が可能
 ・印象途中での中断・再開ができる
 ・一度撮影した画像をコピーし、一部分を切り抜き再度撮影できる
③形態だけではなく色調も記録できる：シェードガイド機能
④印象材、模型材が不要
⑤印象、咬合採得の精度が向上する：補綴装置の適合が良い
⑥模型を輸送する必要がない：インターネットによるラボへのデータ送信

図1　光学印象と従来の印象の比較。

　・スキャナの種類 (性能)
　・ソフトウェア
　・スキャンボディ
　・バックグラウンドの明るさ
　・開口量
　・唾液
　・インプラント体の埋入深度
　・インプラント間の埋入角度
　・術者の経験
　・患者、術者の動き

図2　口腔内スキャナの再現性に影響を及ぼす因子。

全顎の光学印象は誤差が大きくなることを報告している。

このように、最先端の口腔内スキャナでも、誤差はゼロではなく、術者の経験によって精度や再現性にばらつきがあるのは事実である。そのため、現在のところ2歯程度の欠損におけるインプラント上部構造の作製においては、精度・再現性ともに担保されていることが報告されている[3]。また、2018年のFlüggeら[4]のシステマティックレビューでは、インプラント治療における光学印象と従来の印象の精度に関する比較において、入手可能なデータはエビデンスレベルが低く、in vivo での適用に関してデータに乏しく、臨床上の推奨を導き出すには至らなかったと報告している。しかしながら、2019年には、Cappareら[5]の無歯顎のフルアーチ50症例（300本のインプラントに対する検討）の臨床研究で、光学印象は従来の印象と比較して十分な精度を有しており、フルアーチの印象として光学印象は有用である。加えて患者への侵襲が少なく、時間を節約できると報告している。

まとめ

以上のように、インプラント治療において、光学印象の適応に関する明確な基準はまだ確立されていない。しかし、デジタルデンティストリーが日々進歩するなかで、口腔内スキャナの性能は向上しており、現在の精度に関する問題点が近い将来克服されることは間違いない。術者が光学印象の特性を理解することで、低侵襲で治療期間が短く、効果の高い治療を適正な治療コストで提供するといった医療サービスの向上をとおして、患者のQOLの向上に貢献できれば、光学印象は従来の印象法に代わる有用な手法になるものと考えられる。

参考文献

1．Wismeijer D, Mans R, van Genuchten M, Reijers HA. Patients' preferences when comparing analogue implant impressions using a polyether impression material versus digital impressions (Intraoral Scan) of dental implants. Clin Oral Implants Res 2014；25(10)：1113-1118.

2．Gimenez-Gonzalez B, Hassan B, Özcan M, Pradíes G. An in vitro study of factors infl uencing the performance of digital intraoral impressions operating on active wavefront sampling technology with multiple implants in the edentulous maxilla. J Prosthodont 2017；26 (8)：650-655.

3．Ajioka H, Kihara H, Odaira C, Kobayashi T, Kondo H. Examination of the position accuracy of implant abutments r eproduced by intra-oral optical impression. PLoS One 2016；11(10)：e0164048.

4．Flügge T, van der Meer WJ, Gonzalez BG, Vach K, Wismeijer D, Wang P. The accuracy of different dental impression techniques for implant-supported dental prostheses: a systematic review and meta-analysis. Clin Oral Implants Res 2018；29 Suppl 16：374-392.

5．Cappare P, Sannino G, Minoli M, Montemezzi P, Ferrini F. Conventional versus digital impressions for full arch screw-retained maxillary rehabilitations: a randomized clinical trial. Int J Environ Res Public Health 2019；16(5)：e829.

1-5 口腔内スキャナの臨床応用

白鳥香理

口腔内スキャナによる印象・咬合採得

インプラント治療における口腔内スキャナ(Intra-Oral Scanner、以下 IOS)を用いた光学印象・咬合採得は咬合が安定している2、3歯程度の少数歯欠損では、従来のシリコーン印象材による方法と比較して簡便かつ迅速に行うことが可能で、患者の負担も軽減される。しかし、咬合が安定しない多数歯欠損や無歯顎の症例ではIOSによる光学印象を通法で適応するのは困難である場合が多い。多数歯欠損や無歯顎症例における口腔内スキャナ適応の問題点としては、以下の2点が挙げられる。

①咬合採得が困難(上下顎の咬合接触が少ないまたは存在しないため)
②撮影範囲が広く、スキャンボディの本数が多いため光学印象に誤差が生じる

このような問題点を解決する工夫を行い、多数歯欠損や無歯顎症例でのIOSの活用法について無歯顎症例を供覧しながら解説する。

無歯顎症例

患者は、64歳男性。上下顎無歯顎で咀嚼障害を主訴に当院を受診した(図1)。口腔内は植皮が入っているがインプラント手術には影響しない。パノラマX線写真では上下顎とも歯槽骨の高度な吸収が認められた。右側下顎臼歯部は口底がんの治療のため、下顎辺縁切除術が行われており、歯槽骨欠損が認められた(図2)。上下顎ともインプラント治療を希望されたため次の治療計画を立案した:上顎は両側とも最後方のインプラントを傾斜埋入することで上顎洞底挙上術を回避。下顎は口底がんの治療の影響で右側下顎臼歯部の歯槽骨が欠損していたため、最後方のインフプラントを傾斜埋入する。上下顎それぞれ5本のインプラントを埋入してスクリュー固定式上部構造を装着し、咬合・咀嚼能力の改善を図る。

無歯顎症例

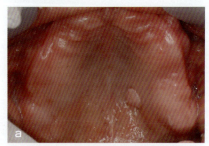 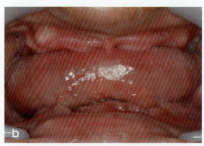 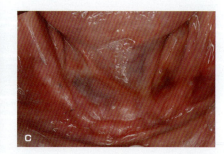

図1-a〜c 初診時口腔内写真。上下顎とも歯槽骨の高度な吸収が認められた。

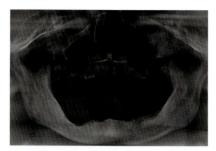
図2 同パノラマX線写真。下顎は右側臼歯相当部の口底がんの下顎辺縁切除術による歯槽骨欠損が認められた。

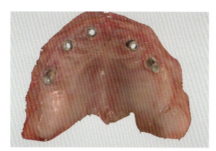
図3 口腔内スキャナを使用した上顎の印象採得。5本のスキャンボディを装着。

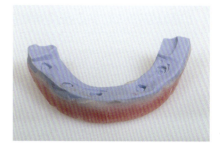
図4-a 治療用義歯で決定した咬合高径、咬合平面を参考に作製したフルマウス用トランスファーバイト。

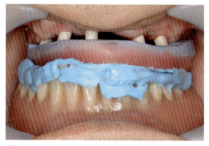
図4-b フルマウス用トランスファーバイトとメタルジグを口腔内に装着し、咬合採得を行った。

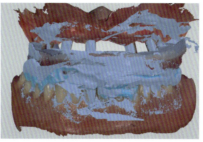
図4-c 一度に咬合採得を行うことで、より正確な咬合を再現することができる。

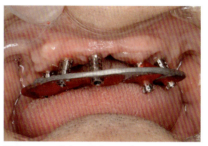
図5-a 口腔内に通常の印象用コーピングを装着し、メタルジグをレジンで固定する。

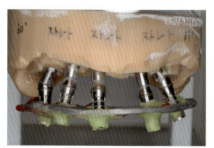
図5-b ベリフィケーションインデックスによる誤差の修正。

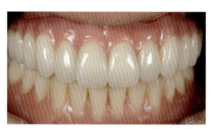
図6 最終上部構造装着時の口腔内写真。上顎はフルジルコニア、下顎は人工歯とした。

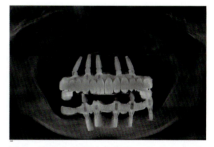
図7 最終上部構造装着時のパノラマX線写真。

　IOSを使用し光学印象および咬合採得を行った。インプラントにスキャンボディを装着しインプラント埋入部位、顎堤、口蓋を含め全顎の光学印象を行った（図3）。また、上下顎の咬合接触がないため、あらかじめ義歯で決定していた上下顎の顎間関係を再現するバイトプレートを装着し、IOSで咬合採得を行った（図4）。次に、印象用コーピングを口腔内でレジンにて固定し、インデックスを作製した（図4）。これを用いて、3Dプリンタで作製した模型のアナログの位置を修正した（図5）。これは従来のシリコーン印象による上部構造の作製と同じ工程であるが、光学印象のデータから作製した3Dプリンタモデルのアナログの位置の修正方法としても適用することが可能である。無歯顎症例や多数歯欠損症例においては、光学印象に誤差が生じるため、まったく模型を使用せずに上部構造を作製することは困難である。

　プロビジョナルレストレーションを経て、フルジルコニアの上部構造を装着した（図6、7）。口腔内で適切に調整されたプロビジョナルレストレーションをIOSでスキャンすることによって、機能的で審美性の高い上部構造を従来の方法より簡便に作製することができた。

上顎前歯部に対する審美補綴症例

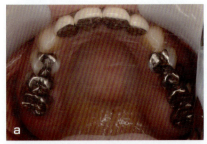
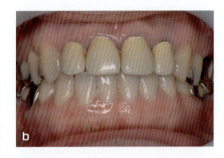
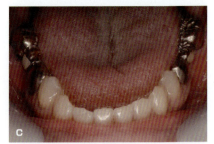

図8-a〜c　初診時口腔内写真。

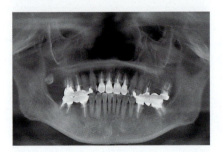

図9　初診時パノラマX線写真。

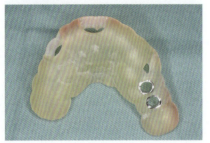

図10　IOSによる印象採得、CT DICOMデータよりサージカルガイドを作製した。

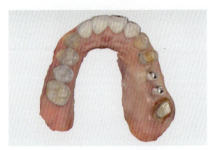

図11　IOSスキャンボディを装着したインプラント最終印象。

審美補綴症例におけるフェイススキャンの応用

　審美補綴症例において支台歯形成後の印象採得と咬合採得をIOSで行う場合、さらにフェイススキャンを行ってデータ上でIOSにより採得した印象とマッチングさせることで、より精密で審美的な補綴装置を作製することができる。歯科技工士サイドでは、デジタル補綴装置作製時に正中線、瞳孔間線、咬合平面（犬歯間）を明らかにでき、患者の顔貌情報も得られるため、技工作業にかかる時間をより短縮することができる。チェアサイドでは、歯科技工士立会いのもと行うシェードテイキングや試適などの時間短縮にもなる。フェイススキャンは撮影時に画像収縮や画像拡大が生じるため、必ずしも正比率であるとはいえないが、それ以上のメリットは大きい。
　顔貌に付与するマッチングポイントは、比較的患者本人が動かさないようにできる部位である鼻根部、眉間部としている。これらのマッチングポイントを顔貌に付与後、CT撮影、フェイススキャンを行い、IOSによる口腔内撮影時には鼻根、眉間の部分も連続した画像で撮影し、マッチングさせる。

上顎前歯部に対する審美補綴症例

　症例を供覧する。患者は、59歳女性。|5の違和感と上顎前歯部の審美障害を主訴に来院された（図8）。パノラマX線所見では|5に歯根破折線と根尖病変による骨の透過像が認められた（図9）。|5は保存不可能であったため抜歯を行った。治療計画は、|56部に2本インプラントを埋入し|47のクラウンを除去後、2+2の色調改善のための審美補綴治療を行い、654|のクラウンを除去後、補綴治療を行うこととした。補綴治療に関しては、|56部にインプラントを埋入後、654|4567にプロビジョナルレストレーションを装着して咬合機能の改善を図る。その後、上顎前歯部に審美補綴治療を行い咬合の安定を確認した後、最終上部構造を装着する計画を立案した。クラウンの材質はすべてジルコニアセラミック

1-5 口腔内スキャナの臨床応用

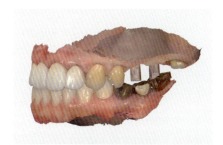
図12　IOSによる咬合採得。

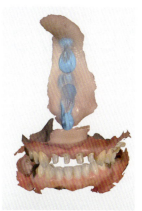
図13　口腔内スキャナを使用して得られた印象。

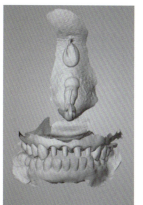
図14　STLデータ。

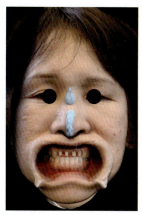
図15　フェイススキャン。

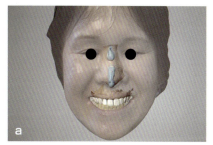
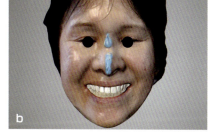
図16-a、b　マッチングポイントをもとにフェイススキャンデータとSTLデータを重ね合わせた後、実際の顔貌を参考にしてデジタルワックスアップを行う。

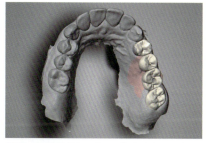
図17　CAD/CAMによるデジタルワックスアップ。

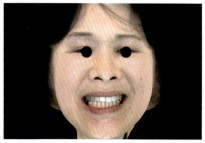
図18　2＋2にジルコニアクラウンを装着した顔貌写真。

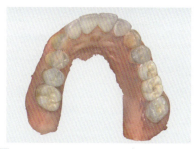
図19　最終上部構造装着時のIOSスキャンデータ。

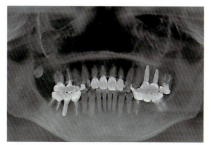
図20　同パノラマX線写真。

スとした。

　まず、IOSにて上下顎印象採得を行い、適合の良いサージカルガイドを作製した（図10）。サージカルガイドを用いてインプラントを埋入し、免荷期間経過後、スキャンボディを装着しIOSによる印象採得および咬合採得を行った（図11、12）。CAD/CAMにてデジタルワックスアップ後、アバットメントとインプラント体との適合を確認、試適を行って、654|4567のプロビジョナルレストレーションを作製・装着した。

　次に、前歯部の審美補綴治療のために、2＋2のレジン前装冠を除去し、支台歯形成を行った。IOSによるマッチングポイントを含む印象採得（図13）、STLデータ（図14）、フェイススキャンデータ（図15）を、マッチングポイントをもとに画像上で重ね合わせてデジタルワックスアップを行った（図16）。図18は2＋2にジルコニアクラウンを装着後の顔貌写真である。図19、20にインプラント最終上部構造装着時のIOSスキャンデータおよびパノラマX線写真を示す。

1-6 上部構造のCAD/CAMテクノロジー

須山容明、和田義行

はじめに

　上部構造のCAD/CAMテクノロジーについては、歯科業界の急速なデジタル化のなかで、チェアサイドにおける口腔内スキャナの普及が進んでいる。ラボサイドでは、チェアサイドから送付されたデジタルデータにどのように対応し、CAD/CAMを利用してどう有効活用するかが課題とされる。当ラボでは、口腔内スキャナTRIOSを使ってデジタルの情報を作業フローに落とし込んで上部構造を作製し、臨床に取り入れており、歯科医院サイドだけでなくラボサイドにとっても、作業の簡略化や効率化などの多くのメリットを得ることが可能となっている。

　しかし、従来の印象採得と同様に、口腔内スキャナを使用したデジタルデータを取り扱うときには、適応症や注意点などといった情報を、歯科医師と歯科技工士がデジタルの分野で共有しながら進めないと、なかなか難しいこともわかってきた。従来の印象と同じように、口腔内スキャナにも一つひとつ注意しなければいけない点があり、導入にあたり最初は練習を重ねる必要がある。初期導入時にデジタルだから誰がやっても、すぐに正確に口腔内スキャンができるというものではない。

　本項では、2つのスクリュー固定式インプラント補綴修復症例をとおして、どのように口腔内スキャナをデジタル技工作業に活用し、上部構造を作製したのかをご覧いただきたい。

単独歯欠損症例

　|6欠損部に対してインプラントが埋入され、スク

単独歯欠損症例

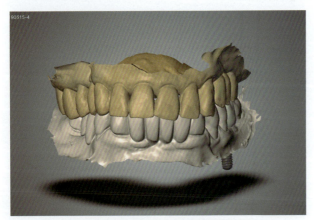

図1　プロビジョナルレストレーションのスタディモデルデータ。

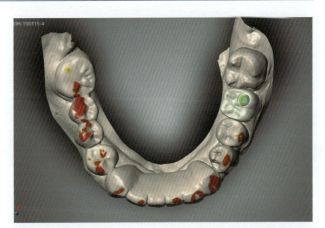

図2　プロビジョナルレストレーション装着時の咬合採得データ。

1-6 上部構造のCAD/CAMテクノロジー

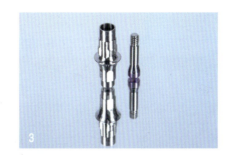
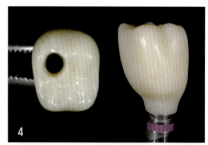
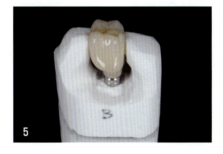
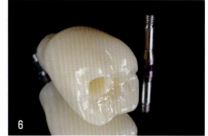

図3　バリオベースアバットメント。

図4　PMMAアクリルレジン冠とバリオベースアバットメントを仮接着した状態。

図5　レジンで試適した情報を石膏で再現して、バリオベースアバットメントとジルコニアを接着。

図6　ジルコニア研磨の完成。

リュー固定式の上部構造を作製することとなった。まず、歯科医院から、口腔内スキャナで得た患者の上下の歯列（図1）と、プロビジョナルレストレーションのスタディモデルおよび咬合採得（図2）のデータを送ってもらった。咬合採得データは、デジタルデザインの段階でプロビジョナルレストレーションのデータを合成し形態をデザインしていくために必須であり、作業効率も上がるため重要なデータである。

　次にラボサイドで、データをもとにデジタルワックスアップ（デザイン）を行ったのち、Straumannミリングセンターにバリオベースアバットメント（図3）とPMMAアクリルレジン冠（Plycon ae；ストローマン・ジャパン）を発注した。ミリングセンターより届いたPMMAアクリルレジン冠とバリオベースアバットメントを仮接着したら（図4）、チェアサイドで必ず試適してもらう。現段階では、ミリングセンターで作られたPMMAアクリルレジン冠やジルコニア冠の適合が少し緩い傾向にあり、作業用模型がないとズレるおそれがあるため、このようなステップを必ず踏むようにしている。

　チェアサイドでのPMMAアクリルレジン冠の試適で、コンタクトポイントと咬合の調整が終わったら、ラボサイドにて接着用の石膏のジグを作製し、ミリングマシーンでジルコニア冠を削りだして1,500℃の釜でシンタリングする。ジルコニア冠が焼結したら、ジグ上でジルコニア冠とバリオベースアバットメントを接着して（図5）研磨を行い、完成となる（図6）。

部分欠損症例

　６５４|、|７６５欠損に対し、６４|、|７５にインプラントが埋入され、スクリュー固定式の上部構造を作製することとなった。前症例と同様に、口腔内スキャナで得た各種データ（図7）をラボサイドに送ってもらい、ラボサイドでdental wings（データ・デザイン）を用いて作業用模型の設計を行い、3Dプリンタ（CARES P Series；ストローマン・ジャパン）で上下顎の作業用模型と咬合採得データを3Dプリントした。作業用模型には、デジタルアナログを装着させマウントをして準備しておく（図8、9）。クラウンのデザインを行い、StraumannミリングセンターにバリオベースアバットメントとPMMAアクリルレジン冠を発注した。

　ミリングセンターより届いたPMMAアクリルレジン冠の形態を整え（図10）、2～3歯の場合は切断する（図11）。チェアサイドでの試適の際は、口腔内で収縮の少ないパターンレジンなどで止めてコンタクトポイントと

35

1章 インプラント治療の現状 - digital implant dentistry の発展 -

部分欠損症例

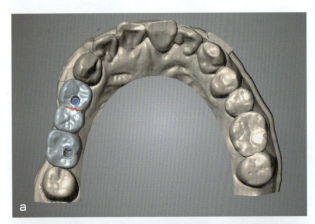

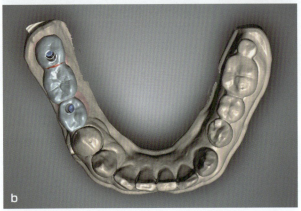

図7-a、b　プロビジョナルレストレーション装着時のデータ。

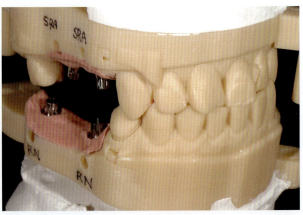

図8　3Dプリンタで作製した作業用模型にデジタルアナログを装着させる。

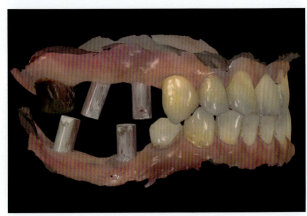

図9　口腔内スキャナによる光学印象。特に傾斜埋入においては、スキャンボディを用いた光学印象は大きな利点がある。

　咬合の調整を行って、再度咬合採得してもらい、リマウントをする。近年、3Dプリンタの精度は非常に高くなってきていると感じているが、レジンが重合する際の収縮が少なからずあると考えられるため、試適の際はすべてレジンをディスクで切断しておき、口腔内で止めてもらうかメタルジグを使用して行ってもらっている。
　3〜4歯以上でスクリュー固定式のインプラント上部構造を作製する場合では、より高い精度が要求されるため、口腔内でメタルジグを収縮の少ないレジンで止めてもらい、ジグ模型も作製して精度を高めるようにしている(参考症例、図12)。
　また、バリオベースアバットメントを使用する際には、

埋入されたインプラントの周囲骨にバリオベースアバットメントのヘリの部分が当たらないかどうかを、必ず歯科技工士もX線写真(図13)にて確認する。
　試適後、ミリングマシーンでジルコニア冠を削り出し、浸透液を塗布して1,500℃の釜で12時間かけてシンタリングを行う(図14)。口腔内にてパターンレジンで止めていたレジンジグもしくはメタルジグと、低膨張性の石膏を用いて、適合用の模型を作製する(図15)。バリオベースアバットメントにサンドブラスト処理およびメタルプライマー処理を行った後、精度の高い石膏模型上にて、レジンセメントでアバットメントとジルコニア冠を合着し、研磨して完成させる(図16)。

1-6 上部構造のCAD/CAMテクノロジー

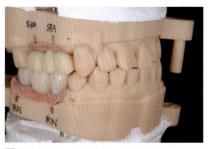

図10 ミリングセンターより届いたPMMAアクリルレジン冠の形態を整える。

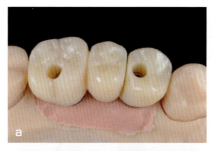
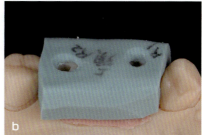
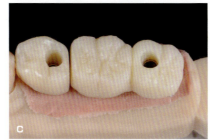
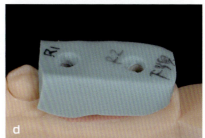

図11-a〜d 切断したPMMAアクリルレジン冠を口腔内で正しい位置にするためのシリコンキーを準備しておく。

参考症例

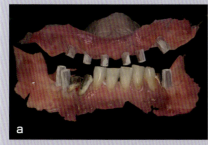
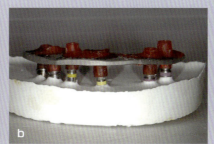
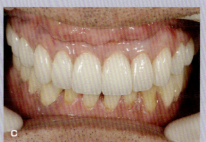

図12-a〜c フルマウスなどのロングスパンの場合は、3Dプリンタを用いた作業用模型では現状精度が及ばないため、メタルジグを使用し、口腔内のインプラントの位置関係を記録する必要がある。

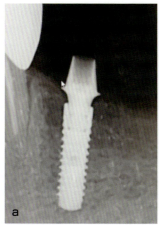
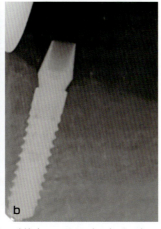

図13-a、b デンタルX線写真にて、バリオベースアバットメントの状態を確認する。

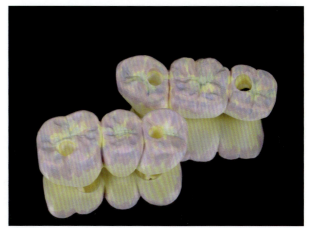

図14 ミリングマシーンで削りだしたジルコニア冠。

37

1章　インプラント治療の現状 - digital implant dentistry の発展 -

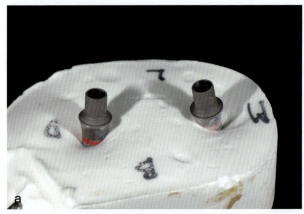
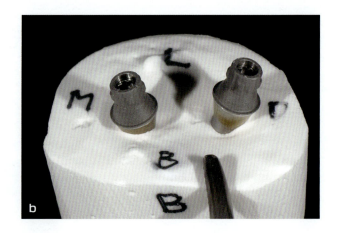

図15-a、b　石膏模型。(a)下顎、(b)上顎。

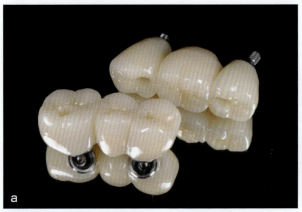
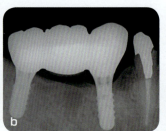
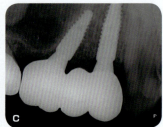

図16-a～c　完成した上部構造。

まとめ

　当ラボでは、IOSによる印象採得において作業用模型を使わずにトラブルを少なくインプラント上部構造を作製するには、基本的に1歯までとしている。それは前述したように、バリオベースアバットメントとPMMAアクリルレジン冠、ジルコニア冠（ミリングセンター製）の適合がややルーズな傾向にあるため、ズレて接着してしまう可能性があるからである。口腔内で直接接着処理するのであれば、ズレを防ぐことは可能だが、インプラントの本数が多くなると難しい点も出てくる。また、複数歯の上部構造をラボサイドで接着するとなると、ジグなしで作製した際、ズレて接着してしまうとバリオベースアバットメントとジルコニアの適合が悪くなってしまい、トルクをかけた時に接着がとれてしまったこともあった。

　チェアサイドでジグを必ずとってもらえるのであれば、作業用模型を使わなくても複数歯の上部構造を作製することも可能ではあるが、現在のところは、適応症を選び、作業用模型を使わないか、3Dプリンタを用いた作業用模型を使うかどちらがいいのかを、歯科医師と密に相談しながら作製を進めることが重要と考えている。

38

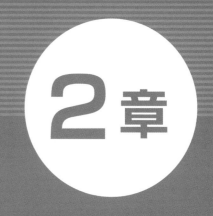

インプラント治療における適応症の拡大

序　文

　　従来インプラント治療においては、抜歯窩や歯槽堤欠損、そして萎縮した顎堤、さらには上顎洞底が低位となった症例などに、自家骨をゴールドスタンダードとした歯槽堤増生による環境整備を行うことで、インプラント治療の適応症を拡大してきた。近年では自家骨採取による手術侵襲を可能な限り回避するため、さまざまな骨移植材を利用した歯槽堤増生術が施行されるようになり、現在ではそれら術式の信頼性も高まり、さらなる適応症の拡大が果たされている。この章ではインプラント治療の適応症を拡大について

　　2-1　萎縮した歯槽堤への対処法
　　2-2　大きく崩壊した抜歯後歯槽堤骨欠損に対する歯槽堤保存術
　　2-3　骨補填材による手術侵襲の軽減

以上の3項目について解説する。

吉村治範

2-1 萎縮した歯槽堤への対処法

猪子光晴、関口　隆、吉村治範

萎縮した歯槽堤へインプラント治療を行う場合の対処法として、水平的歯槽堤増生および垂直的歯槽堤増生などがある。本項では、これら対処法について解説する。

水平的歯槽堤増生

はじめに

萎縮した歯槽堤にインプラントを適用するためには歯槽堤増生術が必要となる。

水平的歯槽堤増生を施術する場合には、粉砕自家骨あるいは顆粒状骨補填材で移植した部分をバリアメンブレンで被覆する方法や、皮質骨、海綿骨のブロック骨を移植する方法などが挙げられる。それぞれの顎堤増生量は約2.6mm と約4.4mm と報告されている[1]（図1）。

採用術式は既存骨の萎縮程度により判断される。萎縮の程度が少なければ、粉砕自家骨や顆粒状骨補填材で骨移植した部位を吸収性メンブレンで被覆する方法で対応が可能となるが、既存骨の厚みが3mm 以下に萎縮した顎堤では皮質骨、海綿骨のブロック骨移植が効果的である。

インプラント埋入のタイミングにおいて、同時法は移植骨が吸収を開始する前に埋入でき、機能回復までの期間を短縮できる利点があるが、創部の哆開により移植材が露出し感染が起きた場合、無血管性の骨に埋入されたインプラントはオッセオインテグレーションが得られないリスクが高い。段階法では部分的ではあるが血管が存在する骨にインプラントが埋入されることになり、オッセオインテグレーションには有利となる。

図2に同時法と段階法でのインプラント生存率の比較を示す[2]。治療期間に余裕のある症例では、治療成績の高い段階法の選択が推奨される。さらに上顎と下顎では、上顎で治療成績がやや低く慎重な対応が求められる。顎堤の萎縮が著しい場合には、粉砕自家骨あるいは顆粒状骨補填材にバリアメンブレンを併用する方法よりもブロック骨移植を用いたほうが確実な増生量が確保できる。また同時法よりも段階法の予知性が高い。

水平的歯槽堤増生

顆粒状骨移植
平均増加量：約2.6mm

ブロック骨移植
平均増加量：約4.4mm

図1　顆粒状骨移植とブロック骨移植におけるそれぞれの水平的歯槽堤増生による平均増加量[1]。

上顎
同時法　インプラント生存率81.8%（72.8%～92.3%）
段階法　インプラント生存率89.9%（80%～100%）

下顎
同時法　インプラント生存率91.2%（88.2%～100%）
段階法　インプラント生存率100%

図2　上顎と下顎における歯槽堤増生同時法および段階法それぞれのインプラント生存率[2]。

ブロック骨移植による水平的歯槽堤増生

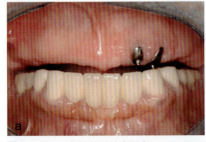
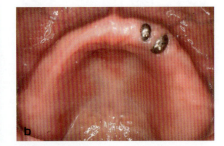
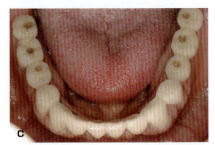

図3-a〜c　初診時口腔内写真。

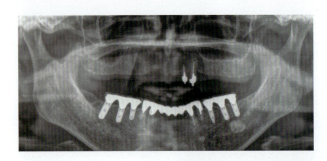

図4　同パノラマX線写真。

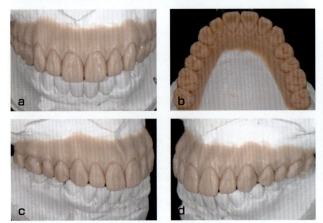

図5-a〜e　診断用ワックスアップおよびCT画像。

　これらのエビデンスに基づき、萎縮した上顎顎堤に対しブロック骨移植による水平的骨増生および段階的インプラント埋入を行った症例を供覧する。

症例供覧：
ブロック骨移植による水平的歯槽堤増生

　患者は52歳、女性。インプラント治療を希望し、下顎臼歯部のインプラント治療を他院で受けた。患者は上顎もインプラント治療を希望したが上顎顎堤の萎縮が著しく、前医での治療が叶わず、当院を受診した（図3、4）。

　診断用ワックスアップで最終上部構造をイメージし、想定されるインプラント埋入ポジションにおける顎堤の状況を歯科用CTで確認した。右側上顎前歯部から小臼歯部において顎堤が著しく萎縮していることが確認された（図5）。

　そこで本症例では、既存骨の厚みが2 mm以下の部分もあり、増生量は少なくとも4 mm以上必要なこと、同時法よりも段階法の予知性が高いこと、下顎よりも上顎では慎重な対応が求められることなどを考慮して、ブロック骨による段階法とした。なお、2 3は予知性が低

表1　骨採取による術後合併症[1]

部位	神経障害発生率
オトガイ	10〜50%
下顎枝	0〜5%

表2　採取部位による移植骨の特徴[3]

	オトガイ	下顎枝
骨採取量	1.74cc	0.9cc
採取骨の大きさ	最大5cm	最大3cm
採取骨の厚み	1cm程度	4mm以下
海綿骨採取	可能	困難

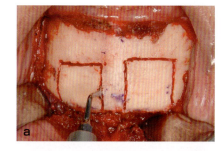

図6-a、b　オトガイおよび下顎枝からのブロック骨採取。

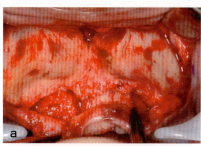
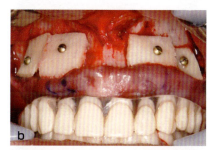
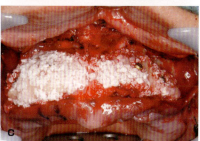
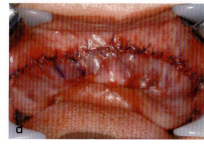

図7-a〜d　ブロック骨移植。

　く、保存した場合には上部構造が複雑化することから抜歯を決断した。

　ブロック骨のおもな口腔内採取部位は下顎枝とオトガイである。オトガイからの骨採取では神経障害の発生率が高く、合併症を避けるには下顎枝からの採取が推奨される[1]（表1）。しかし、本症例では両側の下顎枝だけでは十分なブロック骨を採取できないため、オトガイからもブロック骨を採取した。オトガイからのブロック骨採取は合併症発生リスクは高いが、デザインがしやすく、さらに海綿骨を含めた皮質骨のブロック骨を採取しやすい利点もある[3]（表2）。骨切りに際しては、骨組織への侵襲を最小限に抑えるため、ピエゾサージェリーを用いた（図6）。

　オトガイおよび下顎枝から採取したブロック骨を増生部にスクリューでしっかりと固定し、周囲をBio-Ossで覆い、粘膜骨膜弁を緊密に縫合した（図7）。その際、縫合面どうしが内反せずeverting sutureとなるよう細心の注意を払い、縫合面はバットジョイントで緊密に単純縫合する。ブロック骨移植後、移植骨の露出はなく創は良好に治癒した。

2章　インプラント治療における適応症の拡大

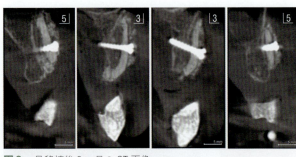

図8　骨移植後3ヵ月のCT画像。

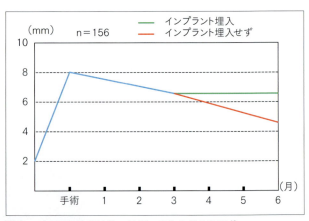

図9　ブロック骨移植後の骨幅の変化と埋入時期[4]。

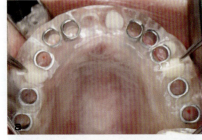
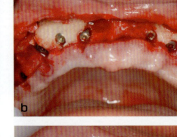
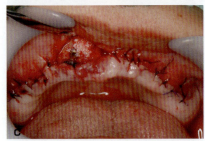
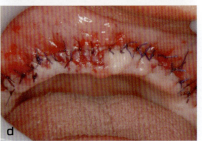

図10-a〜d　インプラント埋入手術。

　図8に術後3ヵ月のCT所見を示す。顎堤はインプラント埋入に十分な骨幅を獲得している。移植骨が既存骨と十分に生着し、血管新生された骨組織にインプラントが埋入されることが望ましい。しかし、移植されたブロック骨は時間の経過とともに吸収する。Khouryらの報告によると、移植後6ヵ月に歯槽堤幅は40％も減少する[4]（図9）。よって、歯槽堤幅が15％程度の減少に留まっている術後3ヵ月で埋入手術を施術し、その後はインプラントによる機能的荷重が加わることで骨吸収が抑制されるとしている。

　そのため、われわれはブロック骨移植後のインプラント埋入時期を、ブロック骨の吸収が進まないように、移植後3〜4ヵ月に設定している。

　本症例では、ブロック骨移植後3ヵ月にインプラント埋入を行った。デジタルプランニングによって作製されたサージカルガイドを用いて左右対称に8本のインプラントを埋入した。移植骨はしっかりと生着しており、計画どおりインプラントを埋入できた（図10）。

　一部追加処置としてマイナーGBRを施行している。埋入手術から約3ヵ月安静期間を置き、二次手術を行った（図11）。インプラント周囲が角化粘膜となるよう、口蓋側寄りに切開を入れ唇頬側にスライドし、ヒーリングアバットメントを装着し縫合した。図12、13にプロビジョナルレストレーション所見を示す。

　約3ヵ月間、咀嚼機能、発音機能、審美性、清掃性、軟組織の状況、ガイダンスやネジの緩みなどを確認、調

2-1 萎縮した歯槽堤への対処法

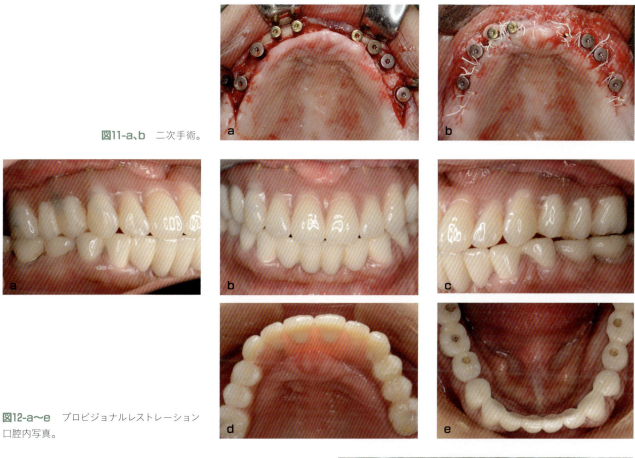

図11-a、b 二次手術。

図12-a〜e プロビジョナルレストレーション口腔内写真。

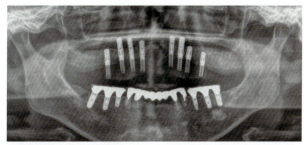

図13 同パノラマX線写真。

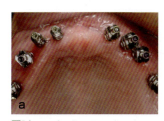
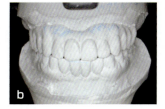
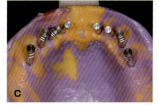
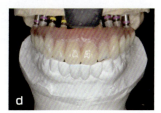

図14-a〜d クロスマウント。

整した。プロビジョナルレストレーションの経過が良好であったため、上部構造の作製を開始した。プロビジョナルレストレーションで得た情報を正確に咬合器にトランスファーするため、チェアサイドにて、プロビジョナルレストレーションを用いてクロスマウントを行った（図14）。

上部構造はCAD/CAMで作製されたチタンフレームにハイブリッドレジンを築盛したスクリュー固定式ボー

45

2章　インプラント治療における適応症の拡大

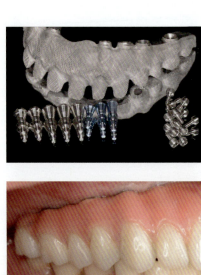
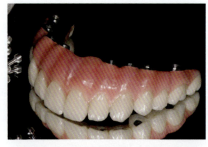

図15-a、b　作製した上部構造。

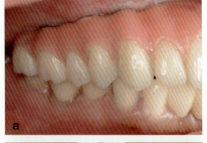
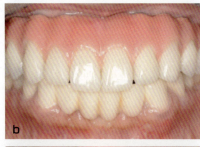
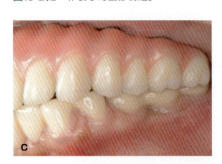
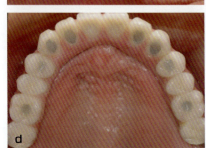
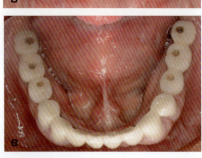

図16-a～e　上部構造装着後口腔内写真。

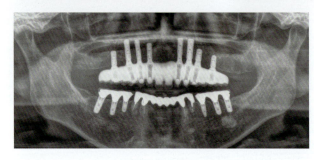

図17　同パノラマX線写真。

ンアンカードブリッジとした（図15）。図16、17に上部構造装着後の口腔内所見とパノラマX線所見を示す。上部構造の適合は良好で、患者は結果に大変満足した。

　上部構造装着後5年経過の口腔内所見とパノラマX線所見を示す（図18、19）。問題となる所見はなく、経過良好である。極度に萎縮した上顎歯槽堤であったが、ブロック骨段階法移植による水平的歯槽堤増生によって良好なインプラント補綴の結果を得ることができた。

まとめ

　GBRによる水平的歯槽堤増生の長期経過をCT画像で観察すると、インプラントの唇側骨壁が吸収されているケースを散見する。われわれの経験では、ブロック骨移植による水平的歯槽堤増生の長期経過においてもインプラント唇側骨壁の吸収は認められず良好な結果を得ている。ブロック骨移植による水平的歯槽堤増生および段階法インプラント埋入の術式は予知性が高く、インプラ

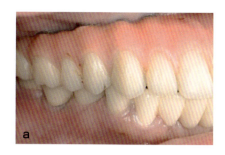
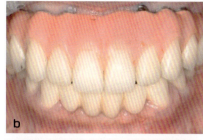
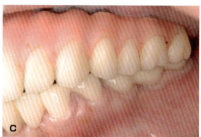
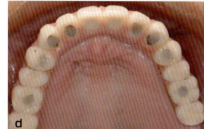
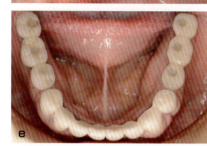

図18-a〜e 上部構造装着後5年経過口腔内写真。

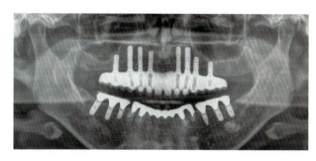

図19 同パノラマX線写真。

参考症例

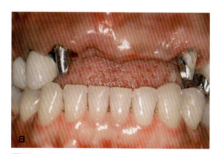
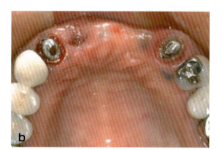

図20-a、b 術前口腔内写真。

図21 上顎前歯欠損部術前CT画像。

ント治療の適応症を拡大するすぐれた治療オプションである。次に長期予後の確認できる参考症例を供覧する。

参考症例：術後15年経過した
ブロック骨による水平的歯槽堤増生

　患者は43歳、女性。ブリッジの支台歯1を歯根破折で失い、上顎前歯部は1|12欠損となった。患者はブリッジでの補綴に疑念を持ち、インプラントでの補綴を希望した。1|2部の顎堤は著しく萎縮しており、インプラント治療を行うには歯槽堤増生が必要であった（図20、21）。
　2002年11月に、上顎前歯部欠損部にオトガイから採取したブロック骨を移植した（図22）。術後経過は良好であ

2章　インプラント治療における適応症の拡大

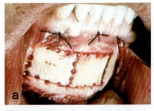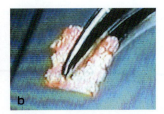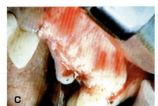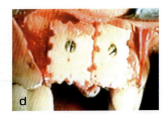

図22-a～d　ブロック骨移植。

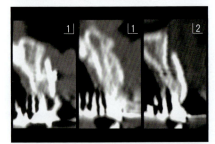

図23　ブロック骨移植後4ヵ月のCT画像。

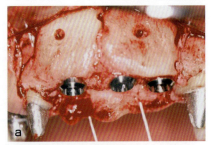

図24-a、b　ブロック骨移植後4ヵ月のインプラント埋入手術。

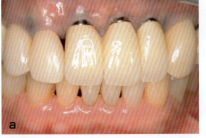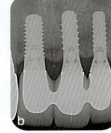

図25-a、b　ブロック骨移植後15年の口腔内とX線写真。

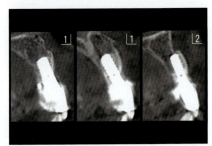

図26　同CT画像。

り、CT画像で欠損部顎堤はインプラント埋入には十分な幅径に改善されていたことが確認できる(図23)。

骨移植後約4ヵ月にインプラント埋入手術を行った(図24)。移植骨はよく生着しており、インプラントを計画したポジションに埋入することができた。安静期間の後、プロビジョナルレストレーションを経て、上部構造を装着した。

その後、良好に経過していた。図25はブロック骨移植から約15年経過後の口腔内とデンタルX線写真である。インプラント唇側周囲粘膜に退縮は認められるものの、経過は良好である。図26はブロック骨移植から約15年経過後のCT画像である。インプラント唇側には骨壁が確認でき、ブロック骨移植のすぐれた予知性を示している。

このようにブロック骨移植による水平的歯槽堤増生は長期的に高い予知性を有するすぐれた術式といえる[5]。

参考文献

1. Jensen SS, Terheyden H. Bone augmentation procedures in localized defects in the alveolar ridge: clinical results with different bone grafts and bone-substitute materials. Int J Oral Maxillofac Implants 2009; 24 Suppl: 218-236.
2. Chiapasco M, Casentini P, Zaniboni M. Bone augmentation procedures in implant dentistry. Int J Oral Maxillofac Implants 2009; 24 Suppl: 237-259.
3. Misch CM. Comparison of intraoral donor sites for onlay grafting prior to implant placement. Int J Oral Maxillofac Implants 1997; 12(6): 767-776.
4. Khoury F. Chirurgische Aspekte und Ergebnisse zur Verbesserung des Knochenlagers vor implantologischen Maßnahmen. Implantologie 1994: 2 (3); 237.
5. 吉村治範, 和田義行, 黒江敏史, 関口隆, 三上格. インプラントと皮質骨ブロック移植症例の長期経過観察. 顎咬合誌 2010: 30(1-2); 34-41.

顆粒状骨移植による垂直的歯槽堤増生

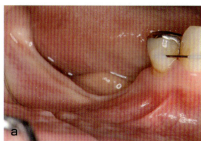
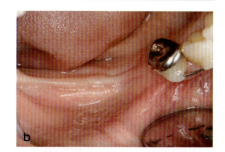

図27-a、b 初診時口腔内写真。

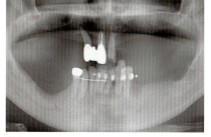

図28 同パノラマX線写真。

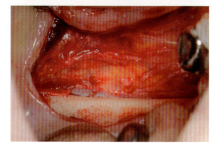

図29 減張切開。

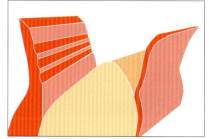

図30 Upward Motion Scissors Technique (UMST)のイメージ。UMSTによる減張切開は1本あたりの減張量が少なく、通常3本の切開で減張量を得る。

垂直的歯槽堤増生

はじめに

　歯を喪失した歯槽骨にインプラント治療をすることで機能性および審美性が得られ、患者のQOLが高まる。最近ではショートインプラントの予知性も高まり、GBRなどの骨増生を避けることも可能になってきたが、いまだ十分とはいえず、長期的に安定した予後を担保するためには、歯槽堤増生術は避けられない。
　しかし、ブロック骨移植においては、ブロック骨の採取は手術侵襲が大きく、高いハードルとなる。そこで粉砕自家骨と骨補塡材を併用した顆粒状骨移植が垂直的歯槽堤増生において有益な術式となる。顆粒状骨移植を用いた垂直的歯槽堤増生が確実に達成されるためには、チタンメッシュによるGBRが有効であるが、合併症としてチタンメッシュの露出が問題となる[1〜3]。
　そこで今回は症例を供覧し、チタンメッシュを用いた顆粒状骨移植段階法による垂直的歯槽堤増生の術式の留意点について解説する。

症例供覧：顆粒状骨移植による垂直的歯槽堤増生

　患者は55歳、女性。非喫煙者で、インプラント治療を希望するが、顎堤の萎縮が著しくインプラント治療を行うためには右側下顎臼歯部歯槽堤に歯槽堤増生術を行う必要があった（図27、28）。
　患者はインプラント補綴を望んだため、垂直的歯槽堤増生を施術した。歯槽堤の切開剥離粘膜骨膜弁の翻転に際しては、骨髄だけを限局的に切開するUpward Motion Scissors Technique（UMST）による減張切開を行う（図29、30）。微小血管の損傷がなく出血が最小であることがわかる。また、十分な減張量が確保され、確実なテンションフリーが得られている。図31に全層弁剥離所見を示す。歯槽堤は十分な幅を有するが、欠損に隣接する残存歯の歯槽頂レベルからは垂直的に著しく萎縮している。
　次に既存骨から骨髄間葉系幹細胞を引き出すため、デコルチケーションを行った（図32）。そして、萎縮した欠損部を残存歯の歯槽頂レベルに調和させるため、チタンメッシュを支える支柱を設置した（図33）。残存歯の歯槽

2章　インプラント治療における適応症の拡大

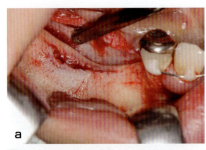
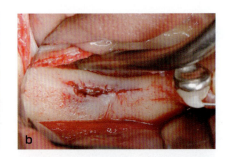

図31-a、b　全層弁剥離。

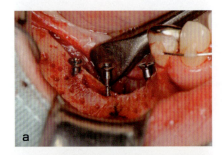

図32　既存骨へのデコルチケーション。

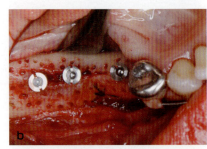

図33-a、b　チタンメッシュを支える支柱（BECS-T：Bone Enhancing Cover Screw Tenting Screw Type）設置。

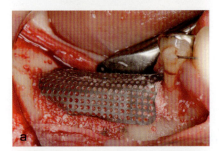
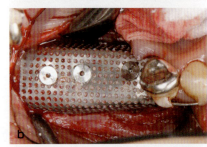

図34-a、b　顆粒状骨移植およびチタンメッシュの設置。

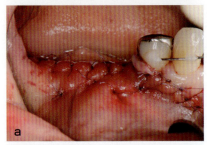
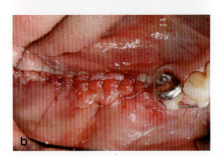

図35-a、b　テンションフリーで緊密な縫合。

図36　水平マットレス縫合と単純縫合。

頂レベルと調和する高さにチタンメッシュを設置し、Bio-Ossと自家骨を混和した顆粒状骨移植材を移植した（図34）。縫合は水平マットレス縫合と単純縫合を用い、テンションフリーで緊密に施術した（図35）。縫合時、チタンメッシュに無理な力がかからないようにし、水平マットレス縫合で縫合面を合わせ、縫合面どうしが内反せずeverting sutureとなるよう細心の注意を払い、縫合面はバットジョイントで緊密に単純縫合することがポイントとなる（図36）。

図37に垂直的歯槽堤増生後約8ヵ月の口腔内写真を示す。組織の収縮を認めるが、チタンメッシュの露出はなく良好に治癒している。垂直的歯槽堤増生後8ヵ月にリエントリーを行った（図38）。

垂直的な歯槽堤増生は予定された高さまでは達成さ

図37-a、b　垂直的歯槽堤増生後約8ヵ月の口腔内写真。

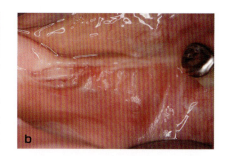

図38-a、b　垂直的歯槽堤増生後8ヵ月のリエントリー。

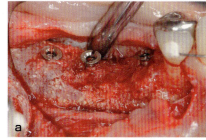
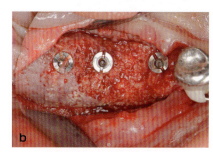

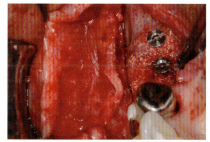

図39　瘢痕化した骨膜へ減張切開。

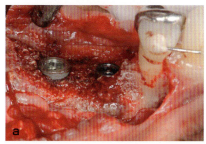

図40-a、b　インプラント埋入。

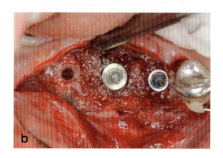

図41-a、b　追加GBR。

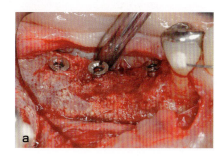
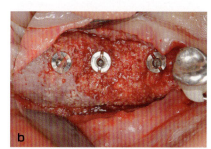

れていないが、再GBRによって対応できるレベルまでは増生されていた。そのため、再GBRを行うため減張切開を行った。瘢痕化した骨膜の減張切開はUMSTで行う。骨膜のみを限局的に減張切開するUMSTは瘢痕化した骨膜した骨膜でも確実な減張切開が得られる（図39）。同時に$\overline{6\ 5}$部にインプラント埋入を実施。当初の設定より歯槽堤が吸収していたため、当初予定していた残存歯部歯槽頂レベルにインプラントショルダーを合わせて埋入すると、一部インプラントの界面が歯槽堤より露出した（図40）。骨補填材をインプラント露出部分に移植しチタンメッシュを用いて追加GBRを施術した（図41）。粘膜弁は緊密に縫合された（図42）。

インプラント埋入手術および追加GBR後4ヵ月の二次手術時所見を図43に示す。残存歯の歯槽頂レベルに調

2章　インプラント治療における適応症の拡大

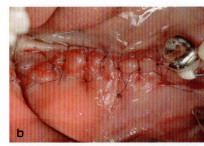
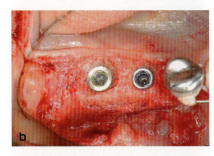

図42-a、b　再GBR縫合。

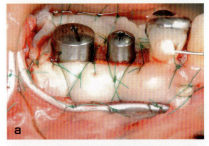
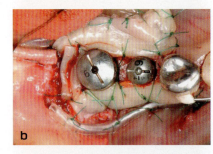

図43-a、b　二次手術。

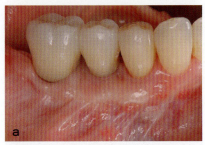
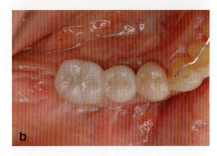

図44-a、b　遊離歯肉移植。

図45-a、b　上部構造装着後口腔内。　　図46　上部構造装着後パノラマX線写真。

　和した高さまで垂直的歯槽堤増生が達成された。インプラント周囲に角化粘膜を獲得するため、遊離歯肉移植を行った（図44）。インプラント上部構造はジルコニア冠をスクリュー固定している。アクセスホールはコンポジットレジンにてダイレクトボンディングとした。インプラント周囲粘膜は角化粘膜で良好な清掃性を有している（図45）。垂直的に萎縮した歯槽堤に顆粒状骨移植による垂直的骨増生術を施行し、ショートインプラントを用い

ることなくインプラント補綴を行った。残存歯とインプラントの歯槽骨頂レベルが均一化されているため、メインテナンスしやすい環境を提供できている（図46）。
　図47、48に上部構造装着後4年経過口腔内およびパノラマX線写真を示す。術前の右側下顎臼歯部の歯槽堤は垂直的に著しく萎縮していた。垂直的歯槽堤増生を行ったことにより、インプラントプラットフォームの高さは隣接する残存歯の歯槽頂レベルと調和しており、審

2-1 萎縮した歯槽堤への対処法

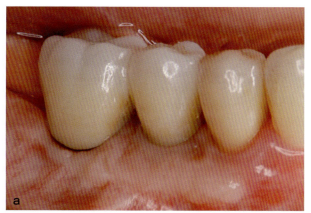
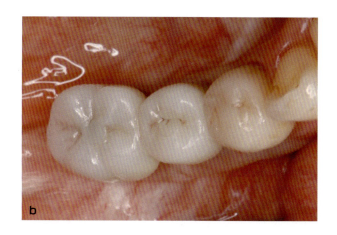

図47-a、b　上部構造装着後4年経過口腔内写真。

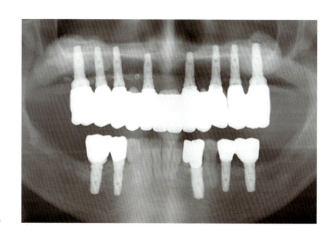

図48　同パノラマX線写真。

美性、機能性そして清掃性にすぐれた上部構造の装着が可能となり、メインテナンスにおいても良好な結果を維持することが可能となっている。チタンメッシュを用いた垂直的歯槽堤増生は、適切に施術されれば予知性のある増生法であると考えている。

まとめ

1．適応症の選択

　土台となる部分の歯槽堤の幅径が十分存在し、既存骨から十分な血液供給確保が可能なケースが適応症と考えられる。さらにチタンメッシュを支える支柱がしっかりと歯槽堤に固定できることも重要なポイントであり、術前のCT画像などで、皮質骨や骨密度などの状況が検討されている必要がある。歯槽堤粘膜は、チタンメッシュの露出を避けるため可能な限り厚い組織が理想的である。

2．補填材の固定

　移植された骨補填材が崩れず、治癒過程において動揺せず、粘膜の収縮などによって潰されることがないようにチタンメッシュでしっかりと固定する。顆粒状骨移植による垂直的歯槽堤増生ではePTFE膜や吸収性メンブレンでは、目的とする形態を保持することが難しく、形態整形が容易なチタンメッシュを用いることを推奨する[4～6]。

3．感染防止

①切開ライン

　歯肉の厚い部分で切開すると、その後の縫合は歯肉の厚い部分で縫合することが可能となる。この時点では角化歯肉、歯槽粘膜にはこだわらず、切開線は血液供給が十分受けられる粘膜のできるだけ厚い部分に設置する必要がある。角化粘膜についてはリエントリー時に遊離歯肉移植や結合組織移植を検討する。

②全層弁剥離

　全層弁剥離は挫滅的にならないように行う。骨に軟組織が残った剥離では、骨膜の上部の微小血管の損傷を起こし、出血の原因になる。また術後のフラップへの血液供給が不利になる。

③減張切開

　創の哆開を防ぐための減張切開は、UMST の術式を用いている。切開本数を増やすことで減張量を確保する。骨膜だけを切断することで、微小血管の損傷がなく、残った歯肉の厚さが十分確保できるのはこの手法の利点である。

④チタンメッシュの設置

　補塡材の動きを抑制するにはチタンメッシュがもっとも有効であるが、粘膜の裂開は失敗の最大の原因になる。そのため、チタンメッシュは粘膜の薄い部分への設置を可能な限り避けるべきである。

　従来のミニスクリューを用いたチタンメッシュの固定は、ミニスクリューによる固定のためにチタンメッシュを長くしなければならない。しかし、BECS-T は埋入されたインプラント体に直接チタンメッシュを固定できる。よってミニスクリューの固定源確保のためチタンメッシュを必要以上に長くする必要はない。そのため粘膜の薄い部分にチタンメッシュを配置するリスクを減じることができ、歯肉の薄い舌側において特に有効である。

⑤縫合時の留意点

　水平マットレス縫合は、単純縫合より根尖側に設置する。そうすることで術後の組織の腫脹時に単純縫合にかかるストレスによる貧血を避けることができる。つまり、水平マットレス縫合は単純縫合の力を受け止める防波堤となり、腫脹の圧、筋肉の動きから守られる。縫合部において半径 1 mm の炎症性反応（壊死部）が生じるため縫合の間隔を 2 mm 以下にするとその部位は壊死する。また、縫合の間隔が 5 mm だと筋肉の動きの影響を受けやすくなり創部の哆開が起こりやすくなる。よって縫合の間隔は 3 mm が妥当と思われる。

　縫合部へのプレッシャーは貧血が生じ、血液供給が悪くなるため、貧血帯を最小にする。特に水平マットレス縫合はプレッシャーがかかりやすく、テンションフリーが得られていないようなら減張切開を追加することも必要である。縫合に際しては粘膜弁どうしが内反しないように細心の注意を払い、everting suture を用い、縫合面は end to end のバットジョントで縫合する。とくに非角化粘膜部の縫合は上皮が落ち込みやすい。上皮の落ち込みは、創治癒不全の原因になるので注意しなければならない。

参考文献

1．Boyne PJ, Cole MD, Stringer D, Shafqat JP. A technique for osseous restoration of deficient edentulous maxillary ridges. J Oral Maxillofac Surg 1985；43(2)：87-91.

2．Schopper C, Goriwoda W, Moser D, Spassova E. Long-term results after guided bone regeneration with resorbable and microporous titanium membranes. Oral and Maxillofacial Surgery Clinics of North America 2001；13(3)：449-458.

3．von Arx T, Hardt N, Wallkamm B. The TIME technique: a new method for localized alveolar ridge augmentation prior to placement of dental implants. Int J Oral Maxillofac Implants 1996；11(3)：387-394.

4．Roccuzzo M, Ramieri G, Spada MC, Bianchi SD, Berrone S. Vertical alveolar ridge augmentation by means of a titanium mesh and autogenous bone grafts. Clin Oral Implants Res 2004；15(1)：73-81.

5．Louis PJ, Gutta R, Said-Al-Naief N, Bartolucci AA. Reconstruction of the maxilla and mandible with particulate bone graft and titanium mesh for implant placement. J Oral Maxillofac Surg 2008；66(2)：235-245.

6．Corinaldesi G, Pieri F, Sapigni L, Marchetti C. Evaluation of survival and success rates of dental implants placed at the time of or after alveolar ridge augmentation with an autogenous mandibular bone graft and titanium mesh: a 3- to 8-year retrospective study. Int J Oral Maxillofac Implants 2009；24(6)：1119-1128.

2-2 大きく崩壊した抜歯後歯槽堤骨欠損に対する歯槽堤保存術

吉村治範

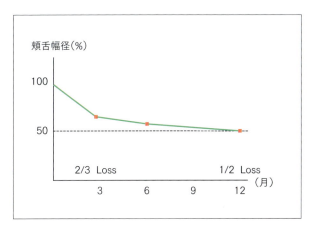

図1　抜歯後歯槽堤の頬舌幅径の経時的変化[1]。

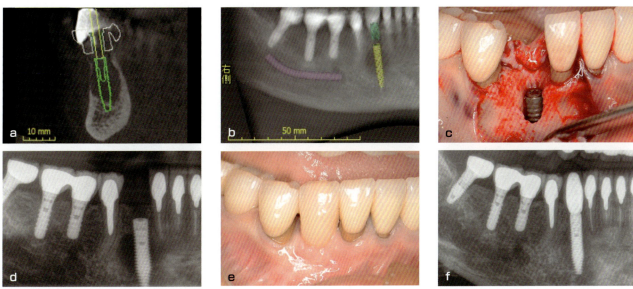

図2-a〜f　抜歯窩での初期固定獲得の難しさ。

はじめに

抜歯後の歯槽堤はそのまま放置すると、幅径が著しく萎縮し、後に患者がインプラント治療を希望しても、侵襲の大きな歯槽堤増生術が必要になってしまう。

Schroppらは抜歯後1年で、抜歯時の顎堤幅の1/2まで縮小し、抜歯後の歯槽堤の高さは、両隣在歯ではなく、抜歯部位の骨レベルによって決まるとしている[1]（図1）。通常の抜歯だけでも顎堤の幅が半分になるのに、根尖病変など骨の破壊がある歯を抜歯した場合には、さらに歯槽堤の崩壊は進むと思われる。抜歯後の歯槽堤の

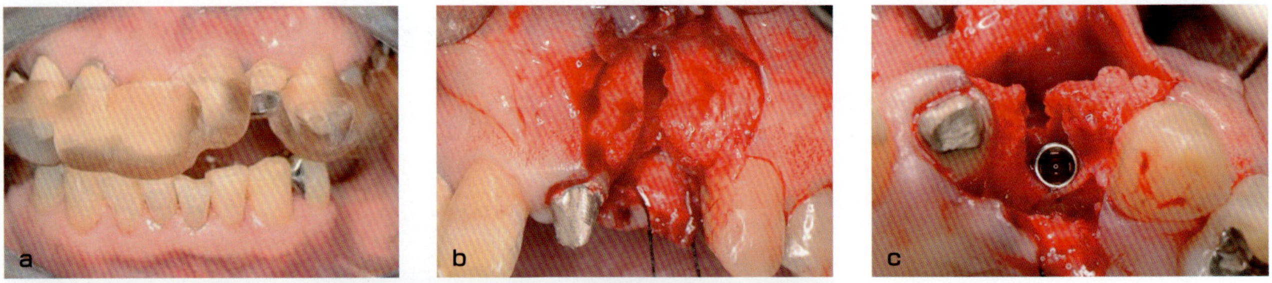

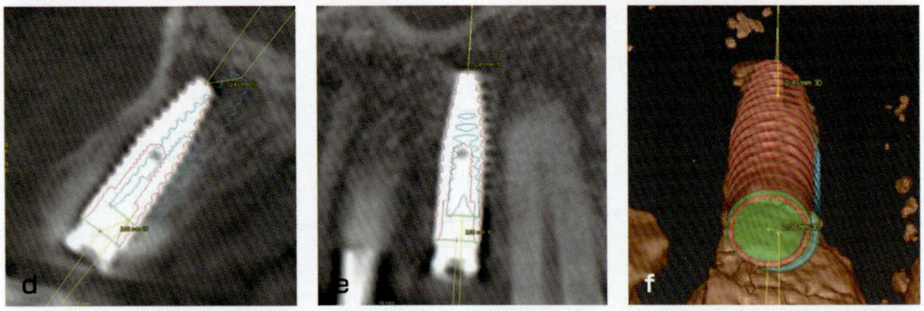

2章　インプラント治療における適応症の拡大

図3-a〜f　抜歯窩における理想的ポジションへのインプラント埋入の難しさ。術前・術後の重ね合わせマッチングデータ（d、e）では、角度：3.3°、プラットフォーム先端部：2.08mm、インプラント尖端：2.45mmの誤差が認められた。

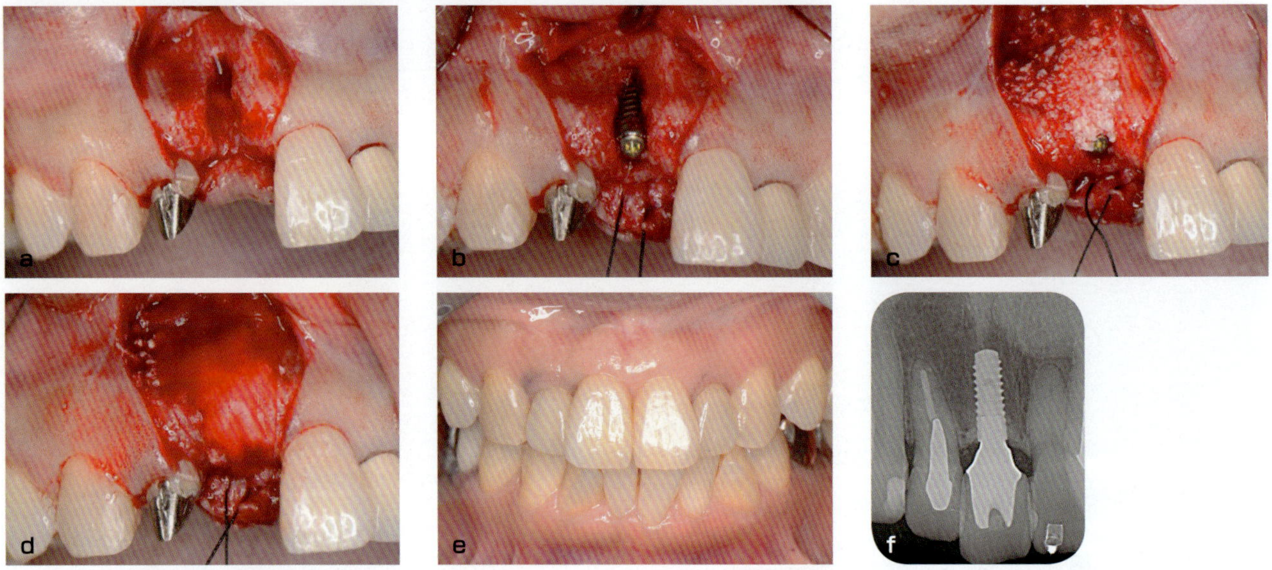

図4-a〜f　抜歯窩とインプラントのギャップ処置のため、埋入と同時のGBRが必要となる。

萎縮を最小限に留めるため、さらには治療期間の短縮のため、最近では抜歯窩にインプラントを配置する傾向が強い。しかし、大きく崩壊した抜歯後歯槽堤骨欠損の存在には、以下の問題点が挙げられる。

図2に示すような大きな抜歯窩歯槽堤欠損では、インプラントの初期固定獲得が非常に困難になる場合がある。初期固定を得るためには極端に長いインプラントを用いなければならない。

また、**図3**に示すように大きな欠損となった抜歯窩で

はコンピュータ支援インプラント手術を用いたとしてもプランニングどおりインプラントを埋入するのは至難の業となる。実際にフラップを剥離して骨の形態を確認すると、プランニングイメージと実際の状況とのギャップが認められることも多く、埋入手術時に微調整の必要性も想定される。**図3**症例の術前・術後の重ね合わせマッチングデータにおいても、埋入角度は正確であるが、埋入深度が微調整されたことによりエントリーおよびエンドポジション誤差がTahmasebらのシステマティック

2-2 大きく崩壊した抜歯後歯槽堤骨欠損に対する歯槽堤保存術

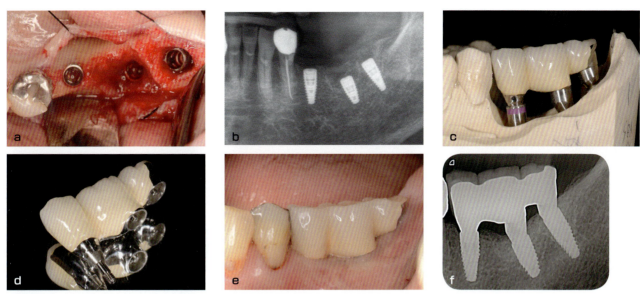

図5-a〜f　抜歯窩の影響によるインプラントプラットフォームポジションの不調和。

レビューによる平均値よりも大きくなっている[2]。このことからも大きな抜歯窩歯槽堤骨欠損部では、理想的な位置にインプラントを埋入することがいかに困難であるかが窺える。

さらに、図4に示すようにインプラントと抜歯窩のギャップの処置のため埋入手術と同時にGBRが必要となる。そして、図5に示すように患者のさまざまな都合で水平および垂直的歯槽堤増生が行えず、インプラントと抜歯窩のギャップのみGBRで対処した場合、インプラントプラットフォームポジションが深めの設定となり、周囲環境と不調和が生じ、上部構造の形態付与に制限が生じ、清掃性の悪化などメインテナンスに悪影響を及ぼす恐れもある。また埋入角度やインプラントショルダーの深さをコントロールするため、マルチアバットメントなど中間上部構造の介在も必要とされ、メインテナンスリスクが高まる。

そこで、患者に治療期間の短縮よりもインプラントの予知性を重要視してもらえるなら、抜歯窩にインプラントを配置せず、まずは抜歯窩に歯槽堤保存術を用いて周囲組織と調和した歯槽堤形態に改善した状態で、インプラントを理想的なポジションに配置する方法も検討されるべきである。

自家骨移植を用いた歯槽堤保存術の一例

大きな根尖病変や重度歯周炎に罹患した歯または埋伏歯などが抜歯となり、歯槽堤に大きな欠損が生じると、その後の補綴処置に苦慮する。予知性の高いインプラント補綴を行うには、インプラントの埋入位置が三次元的に適正でなければならない。そのためには、抜歯後の歯槽堤がインプラント埋入手術の時点で周囲と調和した形態に保存されている必要がある。次に埋伏抜歯後の大きな歯槽堤欠損に対する歯槽堤保存術[3]の一例を供覧する。

患者は義歯の違和感が受け入れられず、インプラント補綴を希望した（図6、7）。しかし術前CTより、3| の埋伏抜歯後、歯槽堤に大きな欠損を生じることが予測された（図8）。そこで自家骨移植による歯槽堤保存術を計画し、CT画像で予測した埋伏抜歯後の大きな歯槽堤欠損部に自家骨移植を行った（図9-a、b）。歯槽堤保存術後6ヵ月にインプラント埋入手術を施行した（図9-c）。

図10に上部構造装着後の口腔内とパノラマX線写真を示す。埋伏歯抜歯によって大きな歯槽堤欠損を生じたが、歯槽堤保存術によって理想的な位置にインプラントを配置できるように歯槽堤が保存され、機能的、審美的に良好な上部構造が装着されている。

57

2章 インプラント治療における適応症の拡大

自家骨移植を用いた歯槽堤保存術

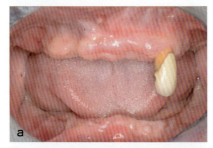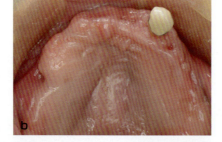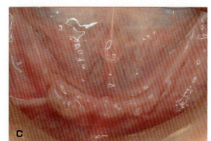

図6-a〜c 術前口腔内写真。

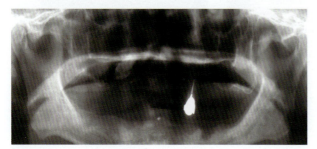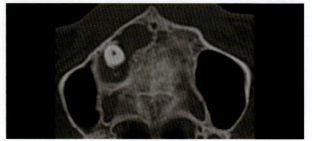

図7 術前パノラマX線写真。　　　　　　　　　図8 術前CT画像。

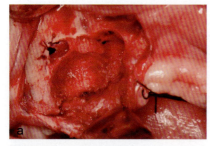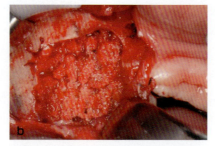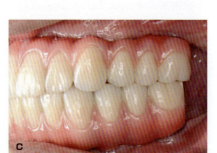

図9-a〜c 歯槽堤保存術(a、b)。それから6ヵ月後にインプラントを埋入した(c)。

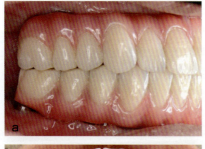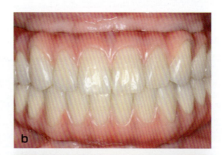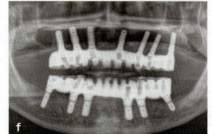

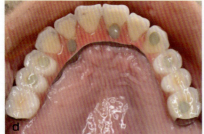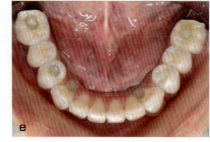

図10-a〜f 上部構造装着後口腔内写真およびパノラマX線写真。

58

骨補填材を用いた歯槽堤保存術

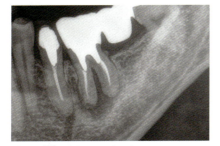

図11 ６┘抜歯前のＸ線写真。

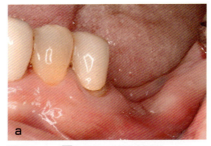

図12-a、b ６┘抜歯後の口腔内写真。

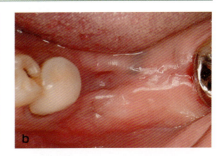

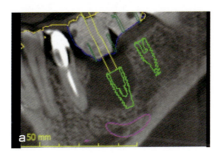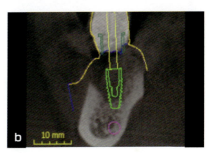

図13-a、b ６┘抜歯後CT画像。

骨補填材を用いた歯槽堤保存術の一例

歯槽堤保存術には、①自家骨移植による手術侵襲、②骨補填材の信頼性、③欠損部の確実な炎症組織の廓清の３つの課題がある。

大きな歯槽堤欠損部に移植するための自家骨採取には手術侵襲によるリスクを回避することはできない。そこで自家骨に代わる骨補填材料の使用が求められてきた。欠損部裂開状に欠損した歯槽堤骨増生の治療成績について、Jensenらは裂開状骨欠損部の骨増生術には脱タンパクウシ骨ミネラル（DBBM）に吸収性メンブレンを用いる方法が多く採用されており、この方法におけるリエントリー時の欠損部平均回復率は88.9％と報告している[4]。

よって、ある程度の追加GBR手術を想定していれば、骨補填材による歯槽堤保存術は、自家骨採取による手術侵襲と手術によるリスクを避け、良好な結果を得ることが可能となる。ここで歯槽堤保存術の一例を供覧する。

患者は56歳、男性、６┘周囲に腫脹、疼痛を訴え来院。デンタルＸ線写真で根尖部に透過像を認め、感染根管治療を試みるも、予後不良のため抜歯を予定した（図11）。患者は抜歯後の欠損をインプラントで補綴することを希望した。

しかし、６┘根尖部には大きな根尖病変が存在するため、抜歯と同時の歯槽堤保存術は感染のリスクが高いと判断し、まず６┘の抜歯と根尖病変の摘出を行い、抜歯窩粘膜の正常な治癒が確認された後、歯槽堤保存術を行うことを患者に提案し同意を得た。その後６┘の抜歯を行い、根尖部から大きな病巣が摘出された。

抜歯後、同部の歯槽堤は著しく陥凹した（図12）。欠損部をインプラントで補綴するため、CT撮影しデジタルプランニングを施行した（図13）。プランニングにおいて、┌７部は骨欠損が大きく、抜歯前に想定していたとおり、抜歯窩底部と下顎管との距離は近接しており、この状況で下顎管を損傷せず安全、確実に、初期固定を得てインプラントを埋入するのは困難と考えられた。

そこで本症例では、まず┌７部のインプラント埋入と６┘部抜歯窩の歯槽堤保存術を行い、６┘部歯槽堤欠損が周囲歯槽堤形態との調和が保たれた後、６┘部にインプラント

2章　インプラント治療における適応症の拡大

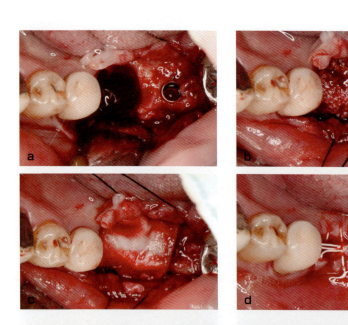

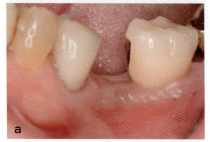

図14-a～d　6̲歯槽堤保存術および7̲インプラント埋入手術。

図15-a、b　6̲歯槽堤保存術後口腔内写真。

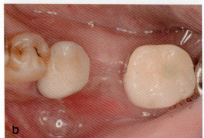

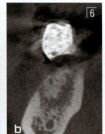

図16-a、b　6̲歯槽堤保存術、術前(a)術後(b)のCT画像の比較。

埋入を施行するように計画した。

7̲部にはサージカルガイドを用いて、計画どおりインプラントを埋入し、6̲部欠損部は可及的に不良肉芽組織を掻爬した。6̲抜歯窩はCT所見で想定していたように、非常に大きな歯槽堤欠損となっていた。そこで欠損部には、骨補填材(Bio-Oss)を移植し、吸収性メンブレン(Bio-Gide)で被覆し、緊密に粘膜弁を縫合し、歯槽堤保存術を終了した(図14)。

埋入手術後約4ヵ月、7̲部は先行して上部構造を仮着した。術前の歯槽堤に存在した大きな陥凹は認められず、周囲と調和した歯槽堤形態に回復され、経過は良好であった(図15)。図16に6̲部の歯槽堤保存術前後のCT画像を示す。6̲部は、歯槽堤保存術によって、抜歯される以前の歯槽堤形態に回復されている。

歯槽堤保存術後約3ヵ月、先行して埋入した7̲部インプラントにプロビジョナルレストレーションを装着した。歯槽堤保存術後6ヵ月、6̲部にインプラント埋入手術を施行した。同部の粘膜骨膜弁を剥離翻転すると、歯槽堤欠損部は、ほぼ理想的な歯槽堤形態に再生されており、サージカルガイドを用いてデジタルプランニングしたポジションにインプラントを埋入した。

初期固定は良好であったためヒーリングアバットメントを装着し1回法の術式とした(図17)。歯槽堤保存術を用いたことで、6̲部のインプラントは良好な三次元的ポジションに埋入することが可能となった。図18に上部構造装着所見を示す。6̲抜歯および根尖病変摘出で生じた大きな歯槽堤骨欠損に対し、歯槽堤保存術を用いることにより、歯槽頂の骨レベルが平坦化され、十分な骨幅も確保され、インプラントを理想的な位置関係に埋入することができた。大きく崩壊した抜歯後歯槽堤骨欠損に歯

2-2 大きく崩壊した抜歯後歯槽堤骨欠損に対する歯槽堤保存術

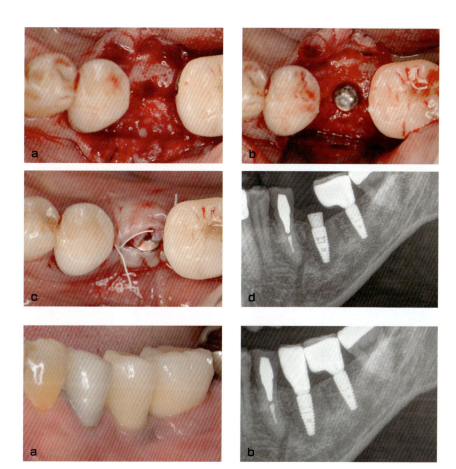

図17-a〜d ⎣6̄ インプラント埋入手術。

図18-a、b ⎣6̄ 上部構造装着後。

槽堤保存術を用いることにより、機能的にも審美的にも、そして清掃性に関しても良好な上部構造の装着が可能となった。

まとめ

大きく崩壊した抜歯窩歯槽堤への対処法として、歯槽堤保存術は予知性が高くすぐれた治療オプションである。この術式により、抜歯後も理想的な歯槽堤形態は保存され、周囲と調和した三次元的位置関係にインプラントを配置することが可能となる。今後は新たなインプラントや骨補填材の開発によって、さらに簡便で予知性の高い方法が報告されるものと推察している。その詳細については、次の項で解説する。

参考文献

1. Schropp L, Wenzel A, Kostopoulos L, Karring T. Bone healing and soft tissue contour changes following single-tooth extraction: a clinical and radiographic 12-month prospective study. Int J Periodontics Restorative Dent 2003；23(4)：313-323.
2. Tahmaseb A, Wu V, Wismeijer D, Coucke W, Evans C. The accuracy of static computer-aided implant surgery: A systematic review and meta-analysis. Clin Oral Implants Res 2018；29 Suppl 16：416-435.
3. Darby I, Chen ST, Buser D. Ridge preservation techniques for implant therapy. Int J Oral Maxillofac Implants 2009；24 Suppl：260-671.
4. Jensen SS, Terheyden H. Bone augmentation procedures in localized defects in the alveolar ridge: clinical results with different bone grafts and bone-substitute materials. Int J Oral Maxillofac Implants 2009；24 Suppl：218-236.

2-3 骨補填材による手術侵襲の軽減

松尾雅斗、和田圭祐

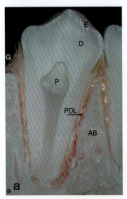 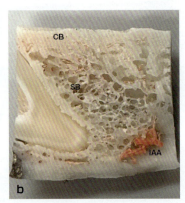 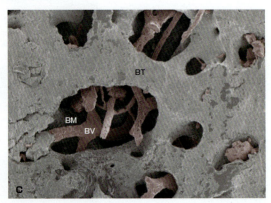

図1-a～c 歯周組織の組織構造と微少循環(血管鋳型法)。赤色の部分が注入された合成樹脂(血管)を示す。

骨補填材の組織学的評価

はじめに

　高さを失った歯槽堤や狭小な歯槽堤へのインプラント補綴において骨増生術が広く行われるようになってきた。自家骨移植がゴールドスタンダードであることはよく知られているが、十分な骨量を得るためには解剖学的な制限があるのも事実である。そのため自家骨移植のみならず他家骨移植、異種骨移植、そして人工骨移植などさまざまなものが試みられている。

　本項では、形態学的手法、おもに血管鋳型標本を用いて骨と血管に焦点を当てて解説したい[1]。

歯槽骨の組織構造と微小循環

　まず、歯周組織の正常構造について観察する[2](図1-a)。この標本は、イヌ下歯槽動脈から合成樹脂を注入した血管鋳型標本を矢状断した断面の写真である。

　タンパク分解酵素で軟組織のみ溶解されているので白く見えるところは硬組織、すなわち歯と歯槽骨である。赤色の部分は血管内腔に注入された合成樹脂である。歯(D、E)と歯槽骨(AB)の間には歯根膜(PDL)の血管が存在し、歯頸部は歯肉の血管(G)に取り囲まれている。

　骨の構造を観察すると(図1-b)、上方に緻密な皮質骨(CB)、内部は縦横に張り巡らせる骨梁と骨髄からなる海綿骨(SB)からなり、下歯槽動脈(IAA)から骨髄内に栄養血管が分岐している。SEM像(図1-c)で海綿骨を観察すると、骨梁(BT)で囲まれた骨髄(BM)内に豊富な血管網(BV)を有していることがわかる。

インプラントと骨移植

　図2はインプラントに自家骨移植した実験を示す(ビーグル犬、血管鋳型標本)。インプラント頸部に立方体状の人工的骨欠損(破線部)を形成し、その部分に

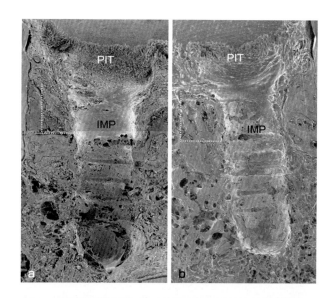

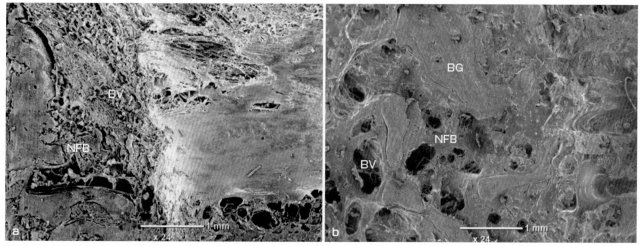

図2-a、b　顆粒状自家骨非移植群(a)と自家骨移植群(b)の30日後のSEM像。インプラント歯頸部に規格骨欠損を形成した(破線)。

図3-a、b　顆粒状自家骨非移植群(a)と自家骨移植群(b)の30日後のSEM拡大像。移植部(b)では自家骨周囲に著明な新生骨添加が認められる。

顆粒状の自家骨を移植したものとしないものの30日後をSEMで比較した症例である。上方がインプラント周囲歯肉組織(PIT)で下方はフィクスチャーが除去されたインプラント界面の骨(IMP)である。非移植群(図2-a)では骨増生を行っていないため、骨欠損内に上方の歯肉から軟組織が下降している。自家骨を移植した群(図2-b)では、歯頸部が骨様の組織で取り囲まれている。

拡大像で観察してみると、非移植群(図3-a)では歯頸部を下行した歯肉軟組織が取り囲んでいる。赤色に着色された部分は、増殖歯肉の血管網を示す(BV)。骨添加(NFB：緑色の部分)は、欠損底部の既存骨から少量見られるのみで明確なオッセオインテグレーション獲得には至っていない。

移植群の拡大像(図3-b)では黄色に着色された顆粒状の皮質骨(BG)を足場としてその周囲に明確な層板状の骨添加(NFB)が観察される。そして、骨髄中には血管網が観察される(BV)。写真右方はインプラントが除去された骨界面であるが、それに一致して一定の幅を持つインプラント周囲骨が形成され、明確なオッセオインテグレーションを獲得していることを示している。

このように、自家骨で対応できる場合は問題ないと考えられるが、骨量の不足など補填材を併用しなければならない症例も多い。そこで、吸収型と非吸収型の人工骨(骨補填材)について観察したい。

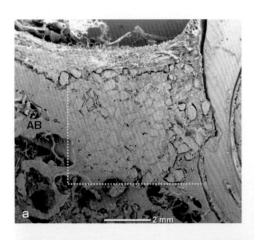
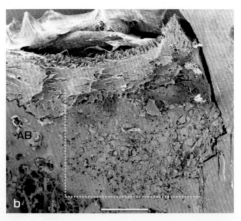

図4-a、b　イヌ下顎前臼歯(小臼歯)抜歯窩へ(a)非吸収型骨補填材(HAP)および(b)吸収型骨補填材(β-TCP)を充填し、90日経過後の血管鋳型標本。

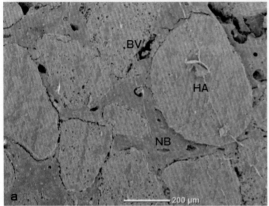
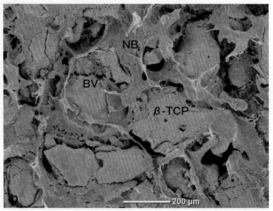

図5-a、b　イヌ下顎前臼歯(小臼歯)抜歯窩へ(a)非吸収型骨補填材(HAP)および(b)吸収型骨補填材(β-TCP)を充填し、90日経過後の血管鋳型標本拡大像。顆粒周囲に骨形成が見られる。β-TCPでは骨髄腔が形成され、中には豊富な血管網が観察される。

非吸収型骨補填材(HAP)と吸収型骨補填材(β-TCP)

現在、骨補填材は進化を遂げさまざまな材料が開発され、それぞれ異なった特徴を持っている。ここでは、基本的な非吸収型骨補填材(HAP)と吸収型骨補填材(β-TCP)について比較観察する[3、4]。

非吸収型骨補填材は長期間生体内に残存し、骨の形態を維持するものを指す。それに対して吸収型骨補填材は骨添加が終了した後、再生した骨組織と置換するものを指す。

図4はイヌ下顎前臼歯(小臼歯)を抜歯後、歯槽骨中(AB)に規格骨欠損(破線)を形成しその中に骨補填材を充填し90日経過後の血管鋳型標本である。図4-aは非吸収型骨補填材(HAP)、図4-bは吸収型骨補填材(β-TCP)である。両者とも骨欠損内は骨補填材で充填されているが、HAPでは隙間のない密な骨形成が、

β-TCPでは隙間の多い疎な骨形成が行われていることが見てとれる。これを拡大したのが図5である。HAP群(図5-a)では顆粒(HA)はほとんど吸収せず周囲に隙間なく密な新生骨(NB)が認められる。しかし、歯槽骨が本来持つ骨髄腔は少量しか形成されず、その中に血管(BV)を有している。すなわち、骨梁を維持するための足場としては有効にはたらく反面、骨の添加吸収にかかわる血管量が少ないことから骨のリモデリングが生じにくいという特徴を持っていると考えられる。それに対してβ-TCP群(図5-b)では、形成した新生骨(NB)はそのままに顆粒(β-TCP)が吸収することにより生まれたスペースに骨髄が再生し内部には豊富な血管網(BV)を有している。

すなわち、正常な骨構造を取り戻し骨のリモデリングにも有効にはたらく一方、吸収速度により足場としての特性は非吸収型骨補填材に及ばない場合があることが考

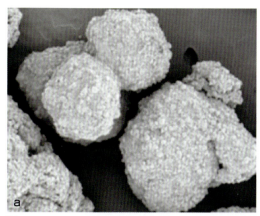
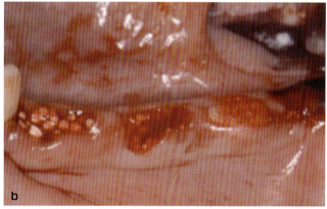

図6-a、b　ビーグル犬下顎小臼歯抜歯窩にβ-TCPを充填し、30日、60日、90日後の骨と血管の変化を観察した。a：β-TCP顆粒SEM像。b：抜歯窩へのβ-TCP移植所見。

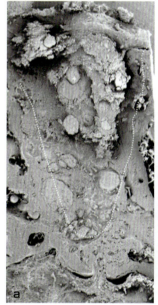
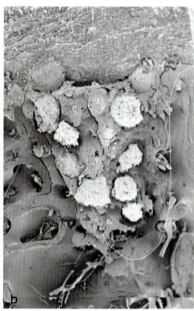
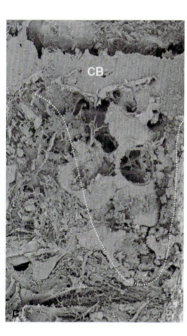

図7-a〜c　ビーグル犬下顎小臼歯抜歯窩にβ-TCPを充填してから30日、60日、90日後のSEM像。a：β-TCP移植30日経過。b：β-TCP移植60日経過。c：β-TCP移植90日経過。

えられる。

骨補填材による骨再生プロセス

では、どのように骨が添加・リモデリングされていくかというプロセスについて解説する。ここでは吸収型骨補填材（β-TCP）を例にビーグル犬で行った実験モデルを示す[5]。β-TCP顆粒は直径500〜1,000μmの表面が粗造で気孔率が高く吸収が比較的早いと言われる材料（Cerasorb M、Curasan AG）を用いた（図6-a）。手術方法としてビーグル犬下顎小臼歯（前臼歯）部を抜去した後、骨補填材を充填し縫合、術後30日、60日、90日の骨と血管の変化について観察した（図6-b）。

図7に術後各ステージ（図7-a：30日後、図7-b：60日後、図7-c：90日後）での歯槽窩の写真を示す。骨補填材は骨再生の足場としてはたらき、90日後（図7-c）では骨高も下降することなく維持されている。さらに上部の骨の緻密な皮質骨（CB）と新たな骨髄腔と骨梁が形成された海綿骨が再生されている。このように、吸収型骨補填材では正常と同様な骨構造が再生される。

これを光学顕微鏡切片（図8）と血管鋳型標本（図9）で拡大像した。30日後、骨補填材顆粒周囲に新生骨添加（NB）が生じているのが光顕切片で観察される（図

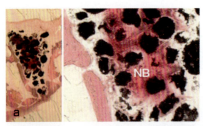 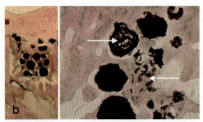 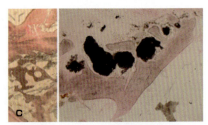

図8-a〜c ビーグル犬下顎小臼歯抜歯窩にβ-TCPを充填し、30日、60日、90日後の光学顕微鏡切片拡大像。a：β-TCP移植30日経過。b：β-TCP移植60日経過、c：β-TCP移植90日経過。顆粒が多孔化し、粉状に吸収している(b)。

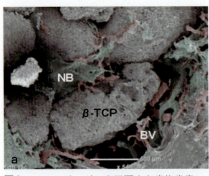 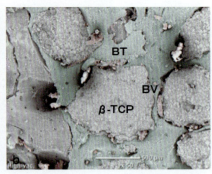 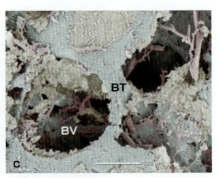

図9-a〜c ビーグル犬下顎小臼歯抜歯窩にβ-TCP充填し、30日、60日、90日後のSEM像。a：β-TCP移植30日経過。b：β-TCP移植60日経過、c：β-TCP移植90日経過。顆粒は徐々に吸収し、周囲新生骨が骨梁へと変化していた。

8-a)。電顕像(図9-a)では顆粒(β-TCP)周囲を血管網(BV)が取り囲み、その間隙に新生骨(NB)が入り込み添加が進んでいることがわかる。60日後、光顕像では(図8-b)骨添加が進むと同時に顆粒に空胞化や粉状化像がみられ(矢印)、吸収が進んでいることがわかる。電顕像(図9-b)では顆粒(β-TCP)周囲は密な骨で取り囲まれ骨梁(BT)へと変化している。吸収した顆粒との間に生じた間隙に血管(BV)が観察される。

90日後、顆粒の吸収はさらに進み骨髄腔へと置換している(図9-c)。骨髄腔中には豊富な血管(BV)を有し、顆粒間にみられた新生骨は新生骨梁(BT)となっている。このようなプロセスを経て、インプラント治療に必要な骨高と組織構造を持つ骨増生が行われると考えられる。

小括

骨移植の中から自家骨と人工骨の基本的的な例を挙げて解説した。足場としての緻密骨と成長因子を多く含む海綿骨の両者を有する自家骨移植がベストであることは想像に難くない。また、新生血管周囲から骨形成が生じることから、歯周組織の循環が骨増生に大きな役割を果たしていることがわかった。

どの材料やどの組み合わせがベストであるかではなく、症例の診断と骨補填材の材料学的特徴に応じた術者の選択が必要であると考えられる。

GBR法に用いられる骨補填材の適応症と今後の展開

はじめに

近年の歯科インプラント治療の広がりとともに、その機能回復性のみならず審美性やその長期予知性が高いレベルで求められる時代となってきた。それにともない、骨増生術はインプラント治療においてより頻度の高い術式となってきている。一方で再生医学やバイオマテリアルの技術革新にともなって数多くの骨補填材や成長因子を使用したさまざまな術式が試みられ、長期的予後が示された術式もある。

本項では現在の歯科インプラント臨床における骨増生としておもに行われている抜歯窩温存術、上顎洞底挙上術、および歯槽堤増大術において使用される骨補填材の選択について論じてみたい。

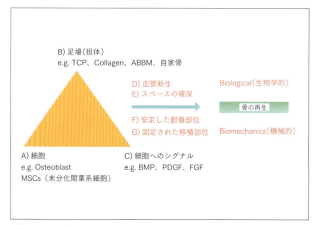

図10 骨再生へのストラテジー。組織工学による組織再生三角（A：細胞、B：足場、C：シグナル）に加えて、われわれ臨床家が施術中にそれぞれのケースにおいて確保すべきもの（D：血管新生、E：スペースの確保、F：安定した創傷（一次治癒）、G：骨補填材の安定（マイクロムーブメントの防止））がそろって初めて予知性の高い組織再生となる。そしてインプラントの予知性を高めるには、その再生骨組織は生物学的、生物力学的に十分な性能を兼ね備えておかなければならない。

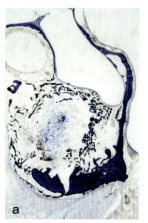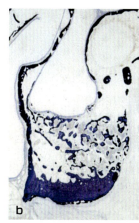

図11-a、b 上顎洞底挙上術モデルにおける(a)rhBMP-2/コラーゲンスポンジ、(b)自家腸骨粉砕骨の骨形成の組織学的差異。移植初期段階（2週後）において自家骨移植には挙上部位全体にわたって新生骨の形成が見られるのに対して、rhBMP-2移植には挙上部位中央部に新生骨の形成は見られず、周囲組織からのが中央に向かっての線維性骨の形成が見られる。これは骨新生における細胞供給（未分化間葉系細胞）と周辺組織からの新生血管の重要性を示している。(Wada K et al. Int J Perio Rest Dent 2001より引用)

予知性の高い骨増生に必要な環境

骨増生を考えるうえで何よりも大事なのはその生物学的ルールを理解し、それに忠実に従うことである。つまり予知性の高い骨増生とは組織工学（ティッシュエンジニアリング）の三角に示されている生物学的要素とともに組織再生に必要な環境（図10）を術式や併用するマテリアルを通じて構築することに他ならない。

すなわち(A)細胞の供給、(B)足場（理想的な担体）、(C)細胞へのシグナル（ここでは未分化間葉系細胞から骨形成細胞へ誘導作用を持つもの）を基本として、(D)移植部位に栄養を供給する血行路の確保、(E)骨増生のためのスペースの確保、(F)創傷部の安定（軟組織の一次閉鎖）、(G)骨補填材の確実な固定である。これらのうちどれが欠けても骨増生術は成功しない。

ここで述べる適切な骨補填材の選択とは、それぞれの解剖学的環境でおいてこれら(A)〜(G)までの条件をもっとも効率よく満たす材料であると言える。

抜歯窩温存術

一般的に骨壁の厚みや高さが確保され、それゆえにスペースの確保と骨形成細胞の供給、さらには血行が豊富な移植部位に関しては基本的にどの骨補填材でも理想的な結果が得やすく、実際に他家骨、異種骨、自家骨、人工骨、PRFなどが臨床で用いられているが、どの骨補填材も抜歯窩の形態維持に効果的であったことが示されている[6]。しかし、多くの場合において頬側骨が薄いとされる上顎審美領域の抜歯窩に関しては、骨壁の残存状態によって各種骨補填材を用いたプロトコールが必要とされている（図11）。特に頬側骨の喪失が進んでいる場合に抜歯窩温存を目的として日本で使用可能なものに異種骨ミネラル（Bio-Oss）やTCP顆粒などがあるが単体ではそれぞれその長期残存性や高い組織溶解性が臨床上問題となる場合がある。

海外ではそのBio-Ossに対してすぐれた組織置換性を持つコラーゲンを組み込んだBio-Oss collagenが試みられており、それによって骨質的にBio-Oss単体よりもより多くの新生骨が見られたというデータも示されている[7]。また最近日本で初めてインプラント適応として承認を受けた炭酸アパタイトはHAPとTCPの中間の理想的な組織溶解性を持ち、さらに効果的な骨置換性を持つ骨補填材として抜歯窩への適応に期待が持てる[8]。

しかし骨補填材の比較を行ったシステマティックレビュー[9]ではどの骨補填材を用いたとしても多少の抜歯

窩の吸収は起こりうるというデータが示されており、これはインプラントの待機埋入における二次的骨移植の可能性や抜歯窩へのインプラント同時埋入において骨吸収を見越した埋入深度などを考慮する必要があることが示唆されている。

上顎洞底挙上術

上顎洞底挙上術における骨補填材の選択については1996年のAO（Academy of Osseointegration）が主催したSinus Consensus Conferenceのレポート[10]が最初に自家骨、他家骨、人工骨などでのこの術式の高い予知性を結論づけて以来、さらによい材料を求めて研究されてきた。その研究様式の多様性からすべての移植材料をバイアスなく比較、論ずることは難しいものの、現状に即した材料の選択を行うことが肝要となる。

上顎洞底挙上術における骨増生のための骨補填材を考えるうえで重要になるのが、その解剖学的特徴である。挙上された上顎洞底部のスペースは抜歯窩よりもはるかに大きいが、移植スペースは骨壁と口腔粘膜による閉鎖創となる。したがって骨補填材にはスペース確保能と骨伝導能、迅速な血管新生と理想的には骨再生能が求められる。そういった点から自家骨の粉砕骨がもっとも理想的とされてきたが、実際はドナーの問題や術後の挙上量の減少[11]が問題となり、さらなる改良が必要とされてきた。

そこで高い骨伝導能と効率的な血管新生を再現できるTCPの顆粒やより高いスペース確保能を狙って組織溶解性の低いBio-Ossをおもな担体とし、それに骨再生能を担保する自家骨を混合することで高い成功率を示した報告もある。日本で使用できる材料としてはこれらがもっとも長期的予知性ならびに再現性の示された骨補填材といえるだろう。炭酸アパタイト（サイトランス®グラニュール）[12]や顎顔面領域での骨再生材として承認されているカルシウムフォスフェートとコラーゲンの複合体（Bonarc®）[13]なども今後、上顎洞底部の骨再生に使用される材料として期待できると思われる。

確実な骨再生能を狙って使用する自家骨の代わりに海外では成長因子との混合も研究されてきた。なかでもrhBMP-2などは有効[14]とされつつも術後の高い吸収率、高い価格が問題となり、いまだ一般化されているとは言えない。

そこで再生能を高めるための成長因子の利用の例として患者自身のPRF（platelet-rich-fibrin）を混合した骨補填材も研究が行われ、挙上された上顎洞内の血流の増加を示すデータが示されている[15]。PRFは申請さえすれば日本でも使用可能なものであるため興味深い。上顎洞が頬舌的に広く、既存骨の量が限られ、大きな挙上量を要する場合には考えられる材料となりうるであろう。

骨再生誘導法（GBR）を用いた歯槽堤の垂直および水平的骨増生

この領域ではさまざまな骨補填材や手術術式が長年研究されてきた。最近のUrbanなどの報告で移植部位の確実なスペース確保、骨補填材の固定、創傷部のフラップの安定を得るための外科テクニックが詳細に示された結果、より高い予知性を示す術式として確立しつつある[16]。抜歯窩と比較して大きな再生量を必要とし、上顎洞底挙上術と比較して骨壁が少なく、移植部位の固定、スペースの確保が格段に難しいとされるこの解剖学的条件をどのような骨補填材でクリアするかが成功への鍵となる。

現時点でもっともクラシックでかつ長期的予後の示されている方法は腸骨やオトガイ、あるいは下顎骨頬棚の皮質骨ブロックを用いた自家骨移植である。それから自家骨ブロックの代わりとして、チタンで補強されたe-PTFEメンブレンと自家骨チップを用いた方法が試され、材料の変遷とともにチタンメッシュとバリアメンブレンの併用、骨補填材は自家骨または自家骨と顆粒骨などのコンビネーションへと変遷し、現在までインプラントの高い成功率を残してきた[17]。

すなわち材料としては血管浸潤が容易な顆粒骨とそれを確実に保持するメンブレンの組合せを基本とし、単体で高い骨形成能と骨伝導能を持つ自家骨のチップを混合したものとなる。この材料のみならずさらに難しいのは狭い口腔内でどれだけ確実に再現性を持ってメンブレンの固定や確実なフラップの形成と閉鎖を行うかであり、これは術者の経験と技術に大きく左右されるといえる。

これら生物学的に理想な条件と術者の技術的要素を簡便化を進めるにあたって、最近では移植部位の解剖学的要素を最大限利用した術式が示され、今までにない可能

2-3 骨補填材による手術侵襲の軽減

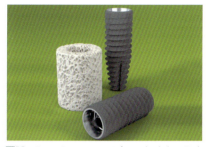

図12 Bone Ring Allograft（2019年時点、国内未承認）。

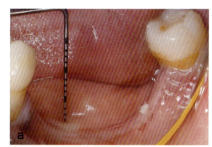

図13-a、b 初診時所見。高度な下顎臼歯部歯槽堤の萎縮が認められる。

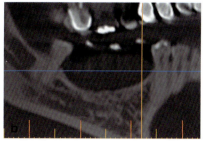

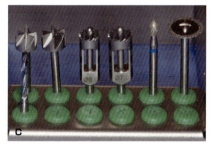

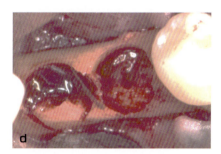

図13-c Bone Ring Kit。左2つが歯槽骨頂整形バー、中央2つがリング形成用バー、右2つがダイヤモンドバー、リングの調整用ダイヤモンドディスク。

図13-d Bone Ring床の形成。直径8mmの埋入窩を近遠心的に形成した。下顎骨骨髄の露出と出血に注目。

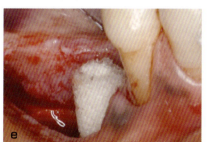

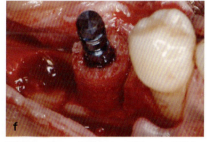

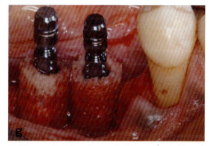

図13-e リング状のブロック骨を解放した骨髄面に設置。

図13-f ブロック骨をインプラントで固定。骨髄からの血液のリングへの浸潤に注目。

図13-g 2本のブロック骨が2本のインプラントで固定された。

性を示している。もっとも難しいとされた下顎臼歯部の垂直的骨増生において下顎骨上縁の皮質骨部分を切離し、その上に異種骨ブロックを移植しそれを切離した上縁皮質骨で挟み、固定する方法で、平均で5mm程度の垂直的骨増生がBio-Ossブロックのみで得られたとしている[18]。これは下顎骨の骨髄を最大限解放して髄腔内の未分化間葉系細胞をブロックに供給、髄腔からの最大限の血行も確保することで自家骨の供給なくそれに変わりうる細胞量や血行を確保できたと考えられ、移植床の解剖学的特徴を最大限利用したクレバーな方法といえる。

筆者はこの結果を受けて下顎臼歯部の水平的骨増生に対し、筒状のブロック骨（図12）を髄腔解放した下顎骨直上にインプラントで固定し、およそ8mmの骨増生を

6ヵ月で得ることができた（図13）。この術式は従来のチタンメンブレンの整形やそのピンでの固定なしでブロック骨の最大の特徴である確実なスペース確保と移植床の固定を同時に行うことができた。従来の方法より簡便で容易な方法であり、今後このような条件を満たす新しいプロトコールの可能性を示唆するものであると言えよう。

まとめ

骨増生ではその生物学的ルールに従い、与えられたそれぞれの解剖学的条件を的確に捉え骨再生に必要な条件をもっとも効率よく再現できる骨補填材を選択すべきである。日本においても優秀な骨補填材が発売され骨増生術における環境は今後格段によくなると思われる。これらの新しい材料を用いた臨床データの報告を期待したい。

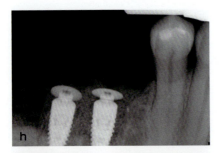
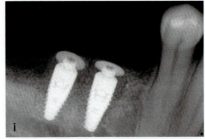
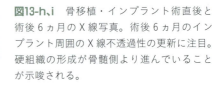

図13-h、i 骨移植・インプラント術直後と術後6ヵ月のX線写真。術後6ヵ月のインプラント周囲のX線不透過性の更新に注目。硬組織の形成が骨髄側より進んでいることが示唆される。

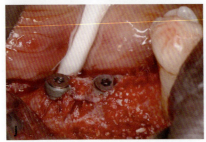
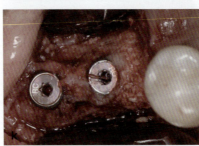

図13-j、k フラップ翻転後。インプラントショルダー周囲に骨吸収が観察されるものの、6ヵ月で約7mmの垂直的骨増生と骨結合を得ることができた。

参考文献

1. Matsuo M, Takahashi K. Scanning electron microscopic observation of microvasculature in periodontium. Microsc Res Tech 2002；56(1)：3-14.
2. Marchesan JT, Scanlon CS, Soehren S, Matsuo M, Kapila YL. Implications of cultured periodontal ligament cells for the clinical and experimental setting: a review. Arch Oral Biol 2011；56(10)：933-943.
3. 渕田恒晴, 菅谷 彰, 松尾雅斗, 堀 俊雄, 高橋和人. 人工骨移植後の歯周組織再生に関する研究 第1報：非吸収性材料 Hydroxyapatite (HAP) 移植後の血管および骨変化について. 神奈川歯学 1995；29(4)：287-308.
4. 渕田恒晴, 菅谷 彰, 松尾雅斗, 堀 俊雄, 高橋和人. 人工骨移植後の歯周組織再生に関する研究 第2報：吸収性材料 Tricalcium phosphate (TCP) 移植後の血管および骨変化について. 神奈川歯学 1995；29(4)：309-323.
5. 天野好之, 松尾雅斗, 中村社綱. 吸収性人工骨移植後の歯周組織および血管再生に関する形態学的研究. 神奈川歯学 2001；36(4)：189-206.
6. Jung RE, Ioannidis A, Hämmerle CHF, Thoma DS. Alveolar ridge preservation in the esthetic zone. Periodontol 2000 2018；77(1)：165-175.
7. Cardaropoli D, Tamagnone L, Roffredo A, Gaveglio L, Cardaropoli G. Socket preservation using bovine bone mineral and collagen membrane: a randomized controlled clinical trial with histologic analysis. Int J Periodontics Restorative Dent 2012；32(4)：421-430.
8. Ishikawa K, Miyamoto Y, Tsuchiya A, Hayashi K, Tsuru K, Ohe G. Physical and Histological Comparison of Hydroxyapatite, Carbonate Apatite, and β-Tricalcium Phosphate Bone Substitutes. Materials (Basel) 2018；11(10).
9. Stumbras A, Kuliesius P, Januzis G, Juodzbalys G. Alveolar Ridge Preservation after Tooth Extraction Using Different Bone Graft Materials and Autologous Platelet Concentrates: a Systematic Review. J Oral Maxillofac Res 2019；10(1)：e2.
10. Jensen OT, Shulman LB, Block MS, Iacono VJ. Report of the Sinus Consensus Conference of 1996. Int J Oral Maxillofac Implants 1998；13 Suppl：11-45.
11. Tarnow DP, Wallace SS, Testori T, Froum SJ, Motroni A, Prasad HS. Maxillary sinus augmentation using recombinant bone morphogenetic protein-2/acellular collagen sponge in combination with a mineralized bone replacement graft: a report of three cases. Int J Periodontics Restorative Dent 2010；30(2)：139-149.
12. Kudoh K, Fukuda N, Kasugai S, Tachikawa N, Koyano K, Matsushita Y, Ogino Y, Ishikawa K, Miyamoto Y. Maxillary Sinus Floor Augmentation Using Low-Crystalline Carbonate Apatite Granules With Simultaneous Implant Installation: First-in-Human Clinical Trial. J Oral Maxillofac Surg 2019；77(5)：985.
13. Matsui A, Matsui K, Handa T, Tanuma Y, Miura K, Kato Y, Kawai T, Suzuki O, Kamakura S, Echigo S. The regenerated bone quality by implantation of octacalcium phosphate collagen composites in a canine alveolar cleft model. Cleft Palate Craniofac J 2014；51(4)：420-430.
14. Triplett RG, Nevins M, Marx RE, Spagnoli DB, Oates TW, Moy PK, Boyne PJ. Pivotal, randomized, parallel evaluation of recombinant human bone morphogenetic protein-2/absorbable collagen sponge and autogenous bone graft for maxillary sinus floor augmentation. J Oral Maxillofac Surg 2009；67(9)：1947-1960.
15. Choukroun J, Diss A, Simonpieri A, Girard MO, Schoeffler C, Dohan SL, Dohan AJ, Mouhyi J, Dohan DM. Platelet-rich fibrin (PRF): a second-generation platelet concentrate. Part V: histologic evaluations of PRF effects on bone allograft maturation in sinus lift. Oral Surg Oral Med Oral Pathol Oral Radiol Endod 2006；101(3)：299-303.
16. Urban IA, Montero E, Monje, Sanz-Sánchez I. Effectiveness of vertical ridge augmentation interventions: A systematic review and meta-analysis. J Clin Periodontol 2019；46 Suppl 21：319-339.
17. Meloni SM, Jovanovic SA, Urban I, Baldoni E, Pisano M, Tallarico M. Horizontal ridge augmentation using GBR with a native collagen membrane and 1:1 ratio of particulate xenograft and autologous bone: A 3-year after final loading prospective clinical study. Clin Implant Dent Relat Res 2019；21(4)：669-677.
18. Felice P, Barausse C, Barone A, Zucchelli G, Piattelli M, Pistilli R, Ippolito DR, Simion M. Interpositional Augmentation Technique in the Treatment of Posterior Mandibular Atrophies: A Retrospective Study Comparing 129 Autogenous and Heterologous Bone Blocks with 2 to 7 Years Follow-Up. Int J Periodontics Restorative Dent 2017；37(4)：469-480.

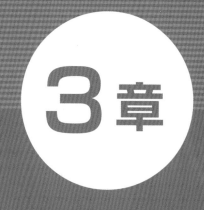

インプラントを長期安定に導く

序 文

　本章では、インプラント治療後に長期的に安定した経過を導くために必要な要因（key factors）、配慮すべき条件、失敗を起こさせないための目標を文献や臨床症例をとおして明確にする。

　筆者らがもっとも注目しているのが marginal bone loss、インプラント周囲骨の吸収である。これは早期に現れるものと数年後に現れるものとで分けて考える必要がある。前者は、インプラント埋入部位の骨質や抜歯後の骨治癒の度合いよりも、インプラント埋入後の治癒過程における骨反応（provoked foreign body reaction）によって周囲骨の吸収程度が異なると推測される。一方、後者は感染が主因であるが、そこに角化粘膜の厚さや量、埋入ポジションや術式、インプラント本体の素材、上部構造の清掃性などの医原性要因と、口腔清掃習慣や咬合力などの患者要因が複雑に関係して起こると考えている。

　臨床的にインプラント機能後に起こりうるトラブルは、インプラント周囲組織が感染を起こす生物学的合併症と上部構造が破損を起こす機械的合併症の2つに分類される。本章では、バイオロジカル（生物学的な）要素として「軟組織と硬組織の長期安定」と、メカニカル（機械的な）要素として「上部構造の長期安定」に分け、それぞれの臨床的病態や避けるべき症例、問題を起こさない工夫、問題が起きた場合の治療法について解説する。

三上　格

3-1 インプラント周囲炎に対するリスク因子の文献的探索と発症機序の考察

三上　格、黒嶋伸一郎

はじめに

インプラント治療における生物学的合併症の一つにインプラント周囲炎(以下、周囲炎)が挙げられる。周囲炎とは、「デンタルインプラント周囲の結合組織における炎症と進行性の骨吸収をともなうことで特徴づけられる病的状態」と定義されている[1～3]。わが国では、広範囲顎骨支持型装置に対するインプラント治療以外は自費治療として行われており、どのくらいの患者が周囲炎に罹患しているかはわからない。

一方、スウェーデンにおいてはインプラント治療を含む歯科治療は国営サービス型であることからランスティング(県)による管理下に置かれており、治療後の追跡調査が可能となっている。そのような中で2016年、イエテボリ大学が報告した周囲炎の罹患率に関するデータによれば、ランダムに選択された588名に埋入されたインプラントを調査した結果、周囲炎の罹患率は45％にのぼり、中程度～重度の周囲炎(プロービング時の出血と排膿、ならびに骨吸収が2mmより大きい状態と定義)の患者割合は14.5％であったことが報告されている[4]。以上の大規模な調査結果は、世界中で周囲炎が問題となっていることを示唆しているが、発生機序やリスク因子の解明が不十分であることに起因して、決定的な治療方法や予防方法は確立されていないのが現状であり、発生機序の早期解明は喫緊の課題である。

周囲炎と診断された病変部位は細菌の存在を認める炎症状態を呈しているが、周囲炎は誰もが罹患する疾患ではなく、一部の患者だけが罹患する疾患であること、さらには、口腔内に複数本のインプラントが埋入されていたとしても、そのすべてが罹患するわけではないことから、細菌感染のみが周囲炎の発症要因と考えると、理論的に周囲炎の発症を説明することができない。

したがって本項では、周囲炎は多因子が複合した結果惹起される疾患であると仮説を立て(図1)、関連すると思われるリスク因子を術者側、患者側、ならびに使用材料に大別して文献的に探索・整理し、最後に周囲炎の発症機序について考察する。

周囲炎におけるリスク因子の文献的探索

ここでは、周囲炎に関連すると思われるリスク因子について、術者側の問題、患者側の問題、使用材料の問題ごとに、現在示されている文献をもとに探索・整理した。その結果を、表1～3に示す[4～28]。

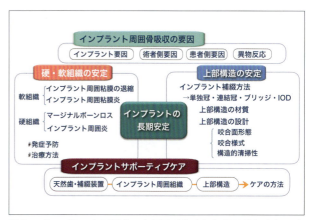

図1　インプラント周囲炎は多因子が複合した結果惹起される疾患と考えられる。

3章　インプラントを長期安定に導く

表1　インプラント周囲炎の術者側におけるリスク因子

リスク因子	概要
埋入部位[4]	上顎よりも下顎に埋入されたインプラントのほうが、周囲炎になるリスクが有意に高い(オッズ比2.02、95%信頼区間1.11〜3.69、$P=0.021$)。
埋入本数[4]	インプラント4本以上埋入されている場合、4本未満と比較して周囲炎になるリスクが有意に高い(オッズ比15.09、95%信頼区間6.17〜36.88、$P<0.001$)。
埋入深度[5]	天然歯に隣接するインプラント埋入の場合、埋入位置が天然歯のセメント‐エナメル境よりも3mm以上垂直的に深い位置に埋入されると、インプラント周囲の骨吸収が有意に大きくなるが、周囲炎のリスクとなるかはわからなかった。
埋入のタイミング	● 5年間の観察期間を設定した前向き臨床試験[6]によれば、インプラントの即時埋入は遅延埋入と比較して、周囲炎の罹患率や辺縁骨吸収量に統計学的有意差は認められていない。しかしながら、インプラントの即時埋入は遅延埋入と比較して、プラークインデックスが経年ごとに増大傾向にあり、5mm以上のプロービング深さが有意に多い。 ● 1名の術者がインプラント治療を行った大規模な後ろ向き研究[7]では、インプラントの即時埋入は、1回法や2回法と比較して有意にインプラントの失敗率が高いが、周囲炎と関連性を有するかはわからなかった。 ● 根尖病変が存在する歯に対する抜歯即時埋入と根尖病変が存在しない歯に対する抜歯即時埋入を5年後に比較した臨床研究では、周囲炎の徴候はどちらも存在しなかった[8]。
埋入角度	傾斜埋入されたインプラントと、通常どおりに埋入されたインプラントにおける周囲炎を比較した質の高い論文を見出すことはできなかったため、埋入角度が周囲炎のリスク因子となるかどうかはわからなかった。
埋入術式	フラップレス手術が周囲炎のリスクに関連するかどうかの論文を見出すことはできなかった。
骨増生の有無 (水平的骨増生と垂直的骨増生)	● 1年のフォローアップ期間を有する研究を含むシステマティックレビューによれば、水平的骨増生の種類を問わず、短期間でも長期間でも、BOPに基づいた炎症性変化は最小であった。また、どの水平的骨増生であってもプロービング時のポケット深さと辺縁骨レベルには統計学的有意差は認められなかった[9]。 ● しかし6〜8年の観察期間になると、37〜47%がインプラント周囲粘膜炎(以下、周囲粘膜炎)に罹患し、16〜26%が周囲炎に罹患していることがわかったが、比較した群間(水平的骨増生の種類)に統計学的有意差は認められなかった[10〜12]。 ● 水平的骨増生した部位としていない部位における周囲炎に関する比較論文を見出すことはできなかった。 ● 垂直的骨増生は水平的骨増生よりも合併症の発現頻度が高いものの、周囲炎のリスクに関連するかどうかの論文は存在しなかった。
軟組織増生の有無[13]	● 角化組織の獲得を目的とした軟組織増生を行うと、有意に歯肉指数(Gingival index)が良好(加重平均差:0.863、95%信頼区間0.658〜1.067、$P<0.001$)。 ● 自家骨移植に歯肉弁根尖側移動術(APF)を行うと、それ以外の術式(APFのみ、APF+コラーゲンマトリックス、介入なし)と比較して、辺縁骨レベルが有意に保たれる(加重平均差:-0.175mm、95%信頼区間-0.313〜0.037、$P=0.013$)。 ● 軟組織増生は、長期において出血に関する指数を有意に改善することはないが、辺縁骨レベルを維持できる(加重平均差:0.110、95%信頼区間0.067〜0.154、$P<0.001$)。 ● 1名の術者がインプラント治療を行った大規模な後向き研究[7]によると、インプラント埋入時の軟組織増生は周囲炎の高いリスク因子(ハザード比:3.34)であることが示されている。
上部構造を装着する歯科医師の質[4]	補綴歯科専門医ではない歯科医師による上部構造の装着は、補綴歯科専門医による上部構造の装着と比較して、有意に周囲炎のリスクが高かった(オッズ比4.27、95%信頼区間1.76〜10.41、$P=0.001$)。
埋入技術 (術者の熟練度合い)	もっとも重要な要因であると考えられるが、術者の熟練度合いと周囲炎の関連性を示す論文は認められなかった。

周囲炎の発症機序を考察する

インプラントの長期的安定を獲得するには、インプラント周囲の硬組織と軟組織の安定が基本となることは疑う余地もない。特に、早期に現れるマージナルボーンロス(marginal bone loss：以下MBL)、インプラント周囲骨の吸収を未然に防ぐことにある。

進行性インプラント周囲骨の吸収の要因

Albrektsson ら[29]は、オッセオインテグレーションはインプラント体に対する生体異物反応であり、硬組織に

表2 インプラント周囲炎の患者側におけるリスク因子

リスク因子	概要
患者の状態	性別と年齢は周囲炎のリスクとはならない[14]。
生活習慣	●喫煙は周囲炎と高い関連性がある[14,15]。 ●近年では、たとえ水蒸気タバコであってもインプラント周囲の健康に有害な影響を与えることが判明している[16]。
全身状態	●システマティックレビュー[14,15]によると、糖尿病（特に2型糖尿病がよく調査されている）や高血糖[17]は周囲炎のリスクである可能性が高く、心血管疾患（1本の論文でオッズ比8.7、95％信頼区間1.9〜40.3、$P<0.006$）とEBウィルス（1本の論文でオッズ比：14.2）は、周囲炎のリスクとなる可能性がある。 ●関節リウマチ、肥満、肺疾患、悪性腫瘍、うつ病、骨粗鬆症に関しては周囲炎との関連性はわからなかった。 ●シェーグレン症候群[18]は周囲炎のリスクとならない。
遺伝子多型	遺伝子多型と周囲炎についての関連性を示す科学的根拠の高い論文は認められず、ほとんどの論文でさらなる研究の必要性について言及している。
歯周疾患[4]	歯周疾患のある患者のほうが、歯周疾患がない患者と比較して、周囲炎になるリスクが有意に高い（オッズ比4.08、95％信頼区間1.88〜8.86、$P<0.001$）。
インプラント周囲軟組織の厚みと幅	●インプラント周囲角化組織の厚みが2mm以上であるThickタイプは、厚みが2mm未満のThinタイプと比較して、プロービング時の出血、粘膜退縮、臨床的アタッチメントレベル、ならびに辺縁骨吸収が有意に少なかった（$P<0.05$）ことから、粘膜のフェノタイプが周囲炎重篤度の増加と関連している可能性がある[19]。 ●インプラント周囲角化粘膜の幅に関する報告[20]を見ると、角化粘膜の幅が2mm未満の部位ではプラークの量が有意に多く、角化粘膜の幅が2mm以上の部位と比較するとより炎症の徴候が認められることが報告されており、インプラント周囲組織の健康を維持するうえでは角化組織の幅があったほうがよいと結論づけているが[21]、周囲炎と直接的な関係があるのかはわからなかった。
インプラント周囲硬組織の状態	辺縁骨吸収や辺縁骨レベルという専門用語が多く論文に登場してきたが、辺縁骨の維持が周囲炎リスクの低下に貢献できる、もしくは、辺縁骨吸収の進行が周囲炎のリスク上昇に関与するという論文は存在しなかった（「周囲炎の罹患に起因する辺縁骨レベルの低下」と、「辺縁骨レベルの低下が原因となって周囲炎が発生する」はまったく異なるため、留意されたい）。
口腔衛生状態	メインテナンス治療における患者のコンプライアンスが周囲炎の重篤度に影響を与える重要なリスク因子である[19]。
細菌叢	●加齢に免疫力の低下や全身状態の悪化が重なると、口腔・咽頭部の細菌環境はエンテロバクテリア、シュードモナス菌、ブドウ球菌、ならびに酵母菌のような微生物の数が増加する可能性があり、さらに放線菌は増加する[22]。 ●細菌叢の変化が周囲炎に与える影響を示す論文は見出すことができなかった。
咬合力	インプラント支持型単独冠において、ファセットが認められると周囲炎のリスクが2.4倍高い[23]。

表3 インプラント周囲炎の使用材料におけるリスク因子

リスク因子	概要
インプラントの形状	ティッシュレベルインプラントとボーンレベルインプラントを比較した結果、ボーンレベルインプラントは周囲炎になるリスクが有意に高く（オッズ比：3.55〜5.56[上限と下限を採用]）、上部構造のマージンが骨レベルから1.5mm以上離れると、有意に周囲炎のリスクが低くなる（オッズ比2.3）。
インプラントの表面性状	●システマティックレビュー[24]によれば、機械研磨表面のインプラントとラフサーフェスのインプラントを比較しても、周囲炎に対する罹患のしやすさは同程度であった。 ●歯周疾患に患者が罹患している場合、機械研磨表面のインプラントとラフサーフェスのインプラントを比較して、辺縁骨レベルが異なるかについては結論がでていない[25]。
アバットメントと上部構造の連結様式	無歯顎者に対する固定性上部構造において、インプラントレベルの連結様式はアバットメントを介した連結様式と比較して、辺縁骨吸収が有意に起こっていた[26]。
選択する上部構造	●システマティックレビューによると、セメント固定式上部構造とスクリュー固定式上部構造における辺縁骨吸収には統計学的有意差が認められなかった[27]。 ●横断研究によれば、セメント固定式上部構造はスクリュー固定式上部構造と比較して周囲炎のリスクが3.6倍高いことが報告されている[23]。インプラント支持型固定性補綴装置と可撤性補綴装置のどちらが周囲炎に罹患しやすいのかはわからなかったが、単独歯の補綴装置と比較して、フルアーチの補綴装置を装着しているほうが周囲炎のリスクが16.1倍高いことがわかった[23]。
セメント	システマティックレビューによれば、セメント固定式上部構造における周囲炎の発現頻度は1.9〜75％であり、33〜100％の割合で余剰セメントが関連しているものの、使用するアバットメントの種類やセメントとは関連性が認められなかった[28]。

3章 インプラントを長期安定に導く

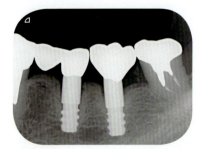

図2 不適切なインプラントの例。辺縁骨の吸収を認める場合がある。

表4 純チタンのグレード

グレード	配合割合(%)	
1種		Fe 0.20以下 O 0.15以下
2種	N 0.03以下 C 0.08以下 H 0.013以下	Fe 0.25以下 O 0.20以下
3種		Fe 0.30以下 O 0.30以下
4種		Fe 0.50以下 O 0.50以下

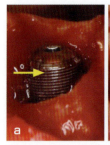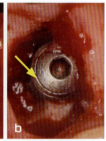

図3-a、b インプラント体の破折例。

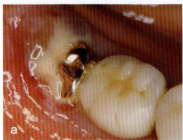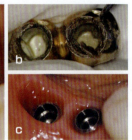

図4-a〜c ネジの緩み・補綴装置の不適合の例。

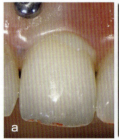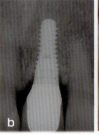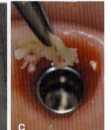

図5-a〜c 残留セメントの例。

よる被包化の結果であるとし、軽度の慢性炎症をともなう平衡状態にあるが、さまざまな要因で骨芽細胞や破骨細胞の免疫系の細胞のバランス（平衡状態）が崩れた時にMBLが起きるとしている。以下に、平衡状態を崩す要因を示す。

不適切なインプラント（図2）

インプラント材質、表面性状、デザインなどによってもMBLが起こりうる。インプラントは一般的に「純チタン」で作られているので生体親和性が高いとされているが、「純」チタンといっても正確にはO、N、C、Fe、Hといった不純物を少量含んでいる。つまり「純度の高いチタン」である。JIS規格では、純チタンも1種、2種、3種、4種と分けられ、その違いはOとFeの含有量によって区別され、1種が純チタンの中でもっともOとFeの含有量が少なく、もっともやわらかい純チタンである。一方4種は、OとFeの含有量が高く純チタンの中ではもっとも硬い純チタンとなる。

国内でもっとも一般的なものは、強度と加工性のバランスのすぐれた純チタン2種材である（表4）。近年、これらの欠点を補うため、不純物を排除し強度の高いチタン・ジルコニウム合金やジルコニアセラミックスのインプラントが開発され臨床に応用されるようになった[30]。

インプラント体の破折

インプラントの素材やアバットメントとの接合部の構造、さらに上部構造の精度や咬合力などが関連してインプラント体が破折する場合がある[31]。インプラント体の破折部位が感染源となりMBLが惹起され、周囲炎の誘因となりうる（図3）。

ネジの緩みや上部構造の不適合

スクリュー固定式上部構造のネジの緩み、セメント固定式上部構造の緩み、上部構造そのもの不適合なども感染源となりMBLを惹起する。図4は、セメント固定式の連結冠の遠心側のセメントが溶解し、上部構造が一部はずれた状態が感染源となり、強い炎症をともなう周囲炎を発症した症例である。

残留セメント（図5）

セメント固定式上部構造の装着時にセメントが辺縁から漏出し、時にインプラント体に歯石様に残留する場合

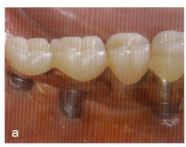
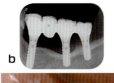
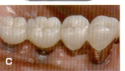

図6-a〜c 骨粗鬆症患者に対するインプラント埋入症例。(a、b)最終上部構造装着後14年(74歳)。(c)最終上部構造装着時(60歳)。

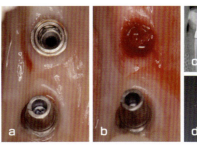
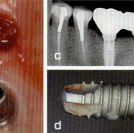

図7-a〜d オーバーロードの例。

がある。Wilsonらは、セメント固定後にインプラント周囲炎を発症した症例の約81%にセメントの残留を認め、決して無視できない問題であると報告している[32]。筆者の経験では、初回装着時より、数年経過後の再装着時に余剰セメントを残留させるリスクが高いと考える。

患者側の問題(図6)

前述の患者の喫煙などの生活習慣、全身疾患、全身状態の変化は、MBLを惹起する要因となりうる。特に高齢や新たな全身疾患などを契機に、インプラント埋入時とは異なる全身状態、服薬による口腔乾燥、セルフケアの不良など、さまざまな問題が誘発されることを経験する。これについては4章を参考にされたい。

オーバーロード

細菌感染のみが周囲炎の発症要因であると考えていた時代は、過重な咬合性外傷(オーバーロード)は関係しないとされてきた[33]。しかし、臨床的には図7に示すようなオーバーロードが長期的に加わりオッセオインテグレーションの喪失した症例に遭遇する。周囲炎とは異なる病態を呈するため混同してはいけないが、強い炎症所見は認めずインプラントを囲むように骨とインプラントの結合が喪失し自然脱落した。脱落したインプラント体周囲には多量のプラークが付着しており、一度獲得したオッセオインテグレーションが完全に喪失されたと考える。

MBLが起きる2つのターニングポイント

Albrektssonらは、機械的刺激などを主原因とする一次性インプラント周囲炎(Primary peri-implantitis)と、細菌感染を主原因とする二次性インプラント周囲炎(Secondary peri-implantitis)の2つのターニングポイントがあると述べている[34]。

一次性インプラント周囲炎(Primary peri-implantitis)

早期の辺縁骨吸収は、①インプラント要因:材料、表面性状、デザイン、②術者要因:外科・補綴スキル、経験、倫理観(医の倫理に反する行為)、③患者要因:全身疾患、歯周疾患、骨質、軟組織の質などにより平衡状態が崩れ短期的な変化としてMBLが起こる。一般的には、短期的にMBLが起きたとしても、骨芽細胞や破骨細胞の平衡状態が戻り辺縁骨レベルは安定し、いわゆる軽度の慢性炎症をともなう平衡状態にあるオッセオインテグレーションは長期的に維持される。

二次性インプラント周囲炎(Secondary peri-implantitis)

中長期的変化として平衡状態が安定していても異なる事象によって引き起こされる。①全身状態の変化:新たな全身疾患や服薬、②荷重状態の変化:オーバーロード、補綴装置の変更などの咬合の変化、③上部構造の適合:アバットメントのネジの緩みやセメントの溶解、④インプラント体の汚染:セメントの残留などによって初期の段階とは異なる事象により二次的に平衡状態が崩れ、MBLが進行しインプラント表面が深い位置まで汚染され、いわゆる周囲炎を発症する。

インプラント周囲炎発症例で見るターニングポイント

ここでは2つの症例から周囲炎の発症要因について考察したい。

症例1の患者は66歳、女性。2002年(50歳時)に$\overline{6\ 4}$に

症例1

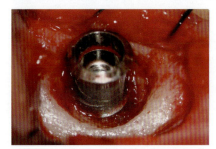

図8 インプラント補綴治療後約16年、6┃に周囲炎を発症した。

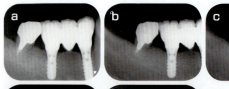
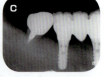

図9-a～e デンタルX線写真による同部の経過。(a) 5年後、(b) 8年後、(c) 10年後、(d) 12年後、(e) 16年後。(d)と(e)の間には、約3年間の未来院期間がある。

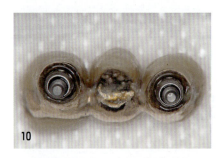
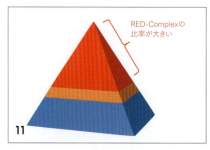

図10 上部構造に多量のプラーク付着を認めた。

図11 細菌検査の結果、RED-Complexの比率が大きく傾いており、病原性が高いことがわかった。

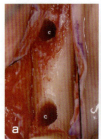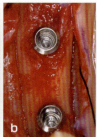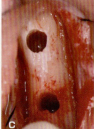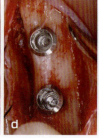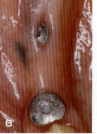

図12-a～d 右側(a、b)と左側(c、d)のインプラント埋入手術時の比較。

図12-e 6┃に早期歯肉裂開が生じた。

インプラント補綴治療を行い、約16年後、6┃に周囲炎を発症した(図8)。デンタルX線写真による同部の経過を観察すると、補綴後約10年(図9-a～c)までは良好に経過しているが、約12年後(図9-d)には┃7天然歯の歯周病の悪化および6┃インプラント周囲の一部のMBLを認め、約3年間の未来院時期を経て約16年後(2018年、図9-e)にはMBLの進行を認めた。上部構造底部に多量のプラークの付着を認めた(図10)。メタゲノム解析細菌検査では、Porphyromonas gingivalis などのRED-Complex が非常に多く棲息し、細菌ピラミッドの比率がRED-Complex 側に大きく傾いており、非常に病原性が高かった(図11)。

本症例は6 4┃5 6にインプラントを埋入している(図12-a～d)が、6┃のみに周囲炎を発症した。インプラント埋入にあたり6┃のみ自家骨によるGBRを施術し、さらに治癒過程で早期に歯肉裂開を認めた(図12-e)。ここが1回目のターニングポイントで、一次性インプラント周囲炎を引き起こしていたと考えられる。早期の歯肉裂開で自家骨による骨再生が十分に得られず、かつインプラント体の辺縁部が感染している可能性がある[35]。さらに、仮着セメントでは上部構造が数回にわたり脱離したため合着用セメントで固定した。この際、遠心側にセメントが漏洩し残留した(図8)。これが2回目のターニングポイントで二次性インプラント周囲炎を引き起こしたと考える。

症例2の患者は66歳、女性。2004年(58歳時)に3┃3にインプラントを2本埋入し、磁性アタッチメント・オーバーデンチャー補綴を行い3ヵ月ごとのメインテナンス

症例2

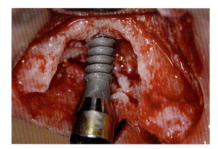

図13 インプラント補綴治療後約8年、3|に周囲炎を発症した。

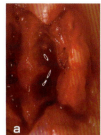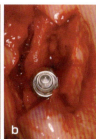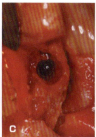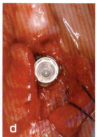

図14-a〜d 右側(a、b)と左側(c、d)のインプラント埋入手術時の比較。

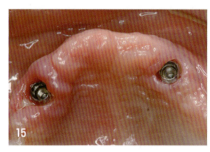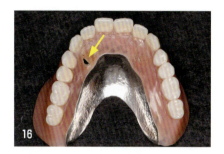

図15 インプラント埋入後3ヵ月。3|の治癒状態が悪かった。

図16 オーバーデンチャーの3|部が複数回にわたり破折した。

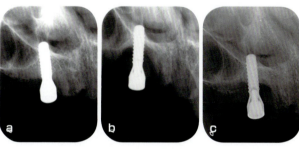

図17 デンタルX線写真における経過。(a)インプラント補綴後、(b)周囲炎発症時、(c)再生療法術後6年経過時。

に移行した。補綴治療約8年後(2012年)、3|に急性症状を発症して急患来院し、周囲炎と診断、外科手術を行った(図13)。3|にはインプラント体の3分の2に及ぶ2壁性骨欠損を認めたが、|3にMBLは認めなかった。

インプラント埋入時、3|部は骨幅が狭かったことからインプラントをやや舌側に埋入した。|3部は骨幅に問題はなかった(図14)。埋入後3ヵ月(図15)の時点でも、3|部の治癒状態が悪く、早期の歯肉裂開から感染した可能性があった。ここが1回目のターニングポイントと考える。また、オーバーデンチャーの3|部が数回破折してきた(図16)。これは右側での咀嚼癖から過重な咬合力が加わっている可能性が推察され、ここに2回目のターニングポイントがあると考える。本症例の3|部のデンタルX線写真の経過を示す(図17)。

おわりに

近年のシステマティックレビューでは、周囲炎に対するどの治療法も現時点では科学的根拠に欠けていると結論付けられている[36]。その理由としては、前述のとおり周囲炎は単一因子ではなく多因子で発症する可能性が高いため、症例ごとに主要因が異なることが強く考えられる。以上から、周囲炎の状況や患者の状態に合わせ、基本的な治療に加えて、今後は患者一人一人にあった最適なインプラント周囲炎治療が求められると推測される。本項で述べた多くの因子をよく考察し、最適な治療法を周囲炎罹患患者に提供することが、現時点でわれわれにできる最良の治療戦略であると考える。

参考文献

1. Schwarz F, Derks J, Monje A, Wang HL. Peri-implantitis. J Periodontol 2018；89 Suppl1：S267-S290.

2. Lang NP, Berglundh T; Working Group 4 of Seventh European Workshop on Periodontology. Periimplant diseases: where are we now?--Consensus of the Seventh European Workshop on Periodontology. J Clin Periodontol 2011；38 Suppl11：178-181.

3. Lindhe J, Meyle J; Group D of European Workshop on Periodontology. Peri-implant diseases: Consensus Report of the Sixth European Workshop on Periodontology. J Clin Periodontol 2008；35(8 Suppl)：282-285.

4. Derks J, Schaller D, Håkansson J, Wennström JL, Tomasi C, Berglundh T. Effectiveness of Implant Therapy Analyzed in a Swedish Population: Prevalence of Peri-implantitis. J Dent Res 2016；95(1)：43-49.

5. Mailoa J, Fu JH, Chan HL, Khoshkam V, Li J, Wang HL. The Effect of Vertical Implant Position in Relation to Adjacent Teeth on Marginal Bone Loss in Posterior Arches: A Retrospective Study. Int J Oral Maxillofac Implants 2015；30(4)：931-936.

6. Rodrigo D, Martin C, Sanz M. Biological complications and peri-implant clinical and radiographic changes at immediately placed dental implants. A prospective 5-year cohort study. Clin Oral Implants Res 2012；23(10)：1224-1231.

7. Jemt T, Karouni M, Abitbol J, Zouiten O, Antoun H. A retrospective study on 1592 consecutively performed operations in one private referral clinic. Part II: Peri-implantitis and implant failures. Clin Implant Dent Relat Res 2017；19(3)：413-422.

8. Jung RE, Zaugg B, Philipp AO, Truninger TC, Siegenthaler DW, Hämmerle CH. A prospective, controlled clinical trial evaluating the clinical radiological and aesthetic outcome after 5 years of immediately placed implants in sockets exhibiting periapical pathology. Clin Oral Implants Res 2013；24(8)：839-846.

9. Sanz-Sánchez I, Carrillo de Albornoz A, Figuero E, Schwarz F, Jung R, Sanz M, Thoma D. Effects of lateral bone augmentation procedures on peri-implant health or disease: A systematic review and meta-analysis. Clin Oral Implants Res 2018；29 Suppl15：18-31.

10. Schwarz F, Hegewald A, Sahm N, Becker J. Long-term follow-up of simultaneous guided bone regeneration using native and cross-linked collagen membranes over 6 years. Clin Oral Implants Res 2014；25(9)：1010-1015.

11. Schwarz F, Sahm N, Becker J. Impact of the outcome of guided bone regeneration in dehiscence-type defects on the long-term stability of peri-implant health: clinical observations at 4 years. Clin Oral Implants Res 2012；23(2)：191-196.

12. Schwarz F, Schmucker A, Becker J. Long-term outcomes of simultaneous guided bone regeneration using native and cross-linked collagen membranes after 8 years. Clin Oral Implants Res 2017；28(7)：779-784.

13. Thoma DS, Naenni N, Figuero E, Hämmerle CHF, Schwarz F, Jung RE, Sanz-Sánchez I. Effects of soft tissue augmentation procedures on peri-implant health or disease: A systematic review and meta-analysis. Clin Oral Implants Res 2018；29 Suppl15：32-49.

14. Dreyer H, Grischke J, Tiede C, Eberhard J, Schweitzer A, Toikkanen SE, Glöckner S, Krause G, Stiesch M. Epidemiology and risk factors of peri-implantitis: A systematic review. J Periodontal Res 2018；53(5)：657-681.

15. Turri A, Rossetti PH, Canullo L, Grusovin MG, Dahlin C. Prevalence of Peri-implantitis in Medically Compromised Patients and Smokers: A Systematic Review. Int J Oral Maxillofac Implants 2016；31(1)：111-118.

16. Akram Z, Javed F, Vohra F. Effect of waterpipe smoking on peri-implant health: A systematic review and meta-analysis. J Investig Clin Dent 2019；10(3)：e12403.

17. Monje A, Catena A, Borgnakke WS. Association between diabetes mellitus/hyperglycaemia and peri-implant diseases: Systematic review and meta-analysis. J Clin Periodontol 2017；44(6)：636-648.

18. Korfage A, Raghoebar GM, Arends S, Meiners PM, Visser A, Kroese FG, Bootsma H, Vissink A. Dental Implants in Patients with Sjögren's Syndrome. Clin Implant Dent Relat Res 2016；18(5)：937-945.

19. Isler SC, Uraz A, Kaymaz O, Cetiner D. An Evaluation of the Relationship Between Peri-implant Soft Tissue Biotype and the Severity of Peri-implantitis: A Cross-Sectional Study. Int J Oral Maxillofac Implants 2019；34(1)：187–196.

20. Pranskunas M, Poskevicius L, Juodzbalys G, Kubilius R, Jimbo R. Influence of Peri-Implant Soft Tissue Condition and Plaque Accumulation on Peri-Implantitis: a Systematic Review. J Oral Maxillofac Res 2016；7(3)：e2.

21. Brito C, Tenenbaum HC, Wong BK, Schmitt C, Nogueira-Filho G. Is keratinized mucosa indispensable to maintain peri-implant health? A systematic review of the literature. J Biomed Mater Res B Appl Biomater 2014；102(3)：643-650.

22. Belibasakis GN. Microbiological changes of the ageing oral cavity. Arch Oral Biol 2018；96：230-232.

23. Dalago HR, Schuldt Filho G, Rodrigues MA, Renvert S, Bianchini MA. Risk indicators for Peri-implantitis. A cross-sectional study with 916 implants. Clin Oral Implants Res 2017；28(2)：144-150.

24. Saulacic N, Schaller B. Prevalence of Peri-Implantitis in Implants with Turned and Rough Surfaces: a Systematic Review. J Oral Maxillofac Res 2019；10(1)：e1.

25. Dank A, Aartman IHA, Wismeijer D, Tahmaseb A. Effect of dental implant surface roughness in patients with a history of periodontal disease: a systematic review and meta-analysis. Int J Implant Dent 2019；5(1)：12.

26. Göthberg C, Gröndahl K, Omar O, Thomsen P, Slotte C. Bone and soft tissue outcomes, risk factors, and complications of implant-supported prostheses: 5-Years RCT with different abutment types and loading protocols. Clin Implant Dent Relat Res 2018；20(3)：313-321.

27. de Brandão ML, Vettore MV, Vidigal Júnior GM. Peri-implant bone loss in cement- and screw-retained prostheses: systematic review and meta-analysis. J Clin Periodontol 2013；40(3)：287-295.

28. Staubli N, Walter C, Schmidt JC, Weiger R, Zitzmann NU. Excess cement and the risk of peri-implant disease - a systematic review. Clin Oral Implants Res 2017；28(10)：1278-1290.

29. Albrektsson T, Canullo L, Cochran D, De Bruyn H. "Peri-Implantitis": A Complication of a Foreign Body or a Man-Made "Disease". Facts and Fiction. Clin Implant Dent Relat Res 2016；18(4)：840-849.

30. Saulacic N, Bosshardt DD, Bornstein M, buser D. Bone apposition to a titanium-zirconium alloy implant, as compared to two other titanium-containing implants. Eur Cell Mater 2012；23：273-286.

31. Shemtov-Yoka K. Identification of failure mechanisms in retrieved fractured dental implants. Engineering Failure Analysis 2014；38：58-65.

32. Wilson TG Jr. The positive relationship between excess cement and peri-implant disease: a prospective clinical endoscopic study. J Periodontol 2009；80(9)：1388-1392.

33. Heitz-Mayfield LJ, Schmid B, Weigel C, Gerber S, Bosshardt DD, Lang NP, Jönsson J. Does excessive occlusal load affect osseointegration? An experimental study in the dog. Clin Oral Implants Res 2004；154(3)：259-268.

34. Albrektsson T, Dahlin C, Jemt T, Sennerby L, Turri A, Wennerberg A. Is marginal bone loss around oral implants the result of a provoked foreign body reaction? Clin Implant Dent Relat Res 2014；16(2)：155-165.

35. 難波智美, 林 丈一朗, 石井麻紀子, 戸梶仁聡, 寺西麻里奈, 遠藤 学, 小川洋一, 児島 暁, 大塚秀春, 申 基喆. 歯周炎患者に対するインプラント治療の治療成績に関する後ろ向き研究. 骨造成の有無と術式が予後に及ぼす影響について. 日歯周誌 2012；54(1)：18-30.

36. Heitz-Mayfield LJ, Mombelli A. The therapy of peri-implantitis: a systematic review. Int J Oral Maxillofac Implants 2014；29 Suppl：325-345.

3-2 インプラント周囲炎の発症を軽減させる上部構造形態

遊亀裕一

はじめに

現在のインプラント治療は、予知性の高い包括的歯周治療として定着している（**図1**）。しかし、インプラント治療の普及にともない、その失敗も多く報告されるようになった。失敗の初期症状の一つであるインプラント周囲炎には、インプラント体に定着した細菌とそれにかかる力が関与している。そのため、インプラント周囲組織を長期間健康な状態で維持するには、インプラント上部構造（以下、上部構造）における形態が重要な要素となる。

2ピースインプラントでアバットメントとの連結部が同径の場合、たとえ硬組織が十分残存していたとしても、アバットメント装着後インプラント周囲の硬組織がわずかに垂直・水平的に 1.0〜2.0mm 程度吸収することが知られている。そのため、インプラントよりも細い径のアバットメントを用いることで、骨吸収の抑制を目的としたプラットフォームスイッチングを有するインプラントシステムはあるが、必ずしも初期の骨吸収を防ぐことができるわけではない[1]。

本項では、歯科技工士の視点から、インプラント周囲炎発症率の軽減を目的とした、広義における上部構造の粘膜貫通部形態と粘膜縁上の歯冠形態に焦点を当てて考察する。

上部構造における粘膜貫通部の形態

上部構造の粘膜貫通部はインプラント周囲軟組織の厚みが必要

高橋（慶）[2]は、「systematic review からは以下の結論が得られている[3]。インプラント周囲に軟組織があるほうが骨の物理的バリアとして、さらに血流の確保に有利である」、「インプラント周囲軟組織の厚みがあるほうが短期間におけるインプラント周囲の骨吸収が生じにくい」と報告している。また、飯田は、アバットメントの形態がインプラント体のプラットフォームから急激に外側へ開く形態ではプラークリテンションの危険性が高まるとし、プラットフォームからアバットメントの粘膜辺縁部までの角度を大きくして、骨頂部歯肉の垂直的厚みを十分確保する必要性を述べている[4]。

すなわち、上部構造における粘膜貫通部の形態は、インプラント周囲に軟組織の厚みが十分確保できるよう、インプラントプラットフォーム（以下、プラットフォーム）からアバットメントの形態が急激に外側へ開く形態（**図2**、矢印B）は避ける必要がある。**図2-c** は重度のインプラント周囲炎により撤去された上部構造だが、プラットフォームから急激に外側へ開く形態となり、オーバーハングしていることから、患者によるプラークコントロールは困難と推測できる。以上のことから、骨頂部歯肉の垂直的な厚みがとれず、インプラント粘膜縁下に浅く埋入（3.0mm 以内）されたケースや、細いインプラントが埋入され、プラットフォーム径と粘膜辺縁部の歯冠部形態の差異が大きいケースでは、軟組織の垂直的厚みを十分確保して作製することは困難といえるだろう（**図3**）。

特に大臼歯部では、近遠心的に最大豊隆部の幅径が約11.0mm（近遠心的歯頸部幅径約9.0mm）のクラウンが設計されることが多いため、細いインプラントが浅く埋入されると粘膜貫通部が凸状に張りだした形態になる。

すなわち、プラットフォームと歯冠部最大豊隆部（コンタクトポイント）の距離が近いと、凸状の隣接歯冠形態を付与しなくてはならず、どうしても粘膜貫通部形態は外側に張りだしてしまう（**図4**）。そのため高橋（由）は、コ

81

3章 インプラントを長期安定に導く

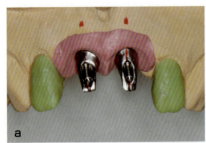
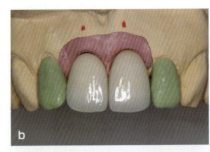
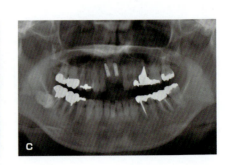
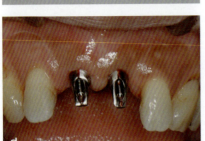
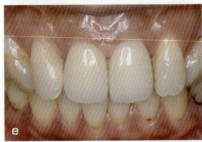

図1-a～e 上顎左右中切歯に埋入されたプラットフォームスイッチングタイプのインプラント。上部構造を作製後、口腔内に装着されて9年2ヵ月経過しているが経過は良好である（症例提供：山口 剛氏[医療法人社団友生会]）

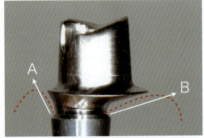
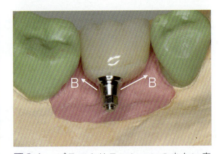
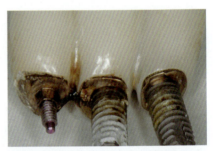

図2-a CAD/CAMによるチタンのカスタムアバットメント。Aに比べBの角度は急激に外側へ開く形態となるため、軟組織の垂直的厚みを十分確保できない。そのため、プラークリテンションの危険性が高まる。

図2-b プラークリテンションの少ない素材であるジルコニアクラウンでも、Bの角度を付与すれば同様にその危険性が高まる。

図2-c 重度のインプラント周囲炎により撤去された上部構造。プラットフォームから急激に外側へ開く形態となっているためプラークコントロールは困難である。

ンタクトポイントを基準にして適切な補綴形態が付与できるインプラントの埋入深度（プラットフォームの位置）を検証し、大臼歯でプラットフォームからコンタクトポイントまでの展開角度を約60°（小臼歯は70°）にした場合、臼歯部に直径4.6mmのインプラントを埋入するケースでは、コンタクトポイントから根尖側に7～9mmの位置にプラットフォームがあればよいと述べている[5]。

上部構造における粘膜貫通部の基本的な形態

前歯部粘膜貫通部の基本的な形態は、プラットフォームからストレート気味に立ち上げ、インプラント周囲に軟組織の厚みが十分確保できるようにする。粘膜辺縁部に必要な解剖学的形態に近い豊隆は、粘膜縁下1.0～1.5mm付近から与える（図5-a）。臼歯部においてもプラットフォームから粘膜貫通部形態が急激に外側へ開かないように注意してスムーズな立ち上がりを付与する（図5 b～e）。

インプラント埋入深度が浅い場合

前歯部では、粘膜縁下浅い（3.0mm以内）埋入でプラットフォーム径が細くても、単独歯のインプラント修復で隣在歯と離れていなければ、粘膜貫通部の隣接面はプラットフォームからの立ち上がりを歯間乳頭付近までストレート気味に形態付与できる（図6-a）。しかし、唇舌側的には（特に唇側面）、図2-a、bで示したBの形態になることが多くある。図6-bは上顎中切歯部に作

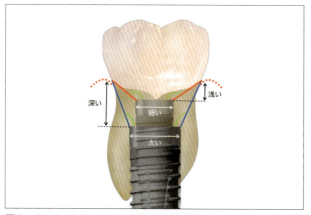

図3 粘膜辺縁部における歯冠部形態の差異。インプラントが粘膜貫通部に深めに埋入されると、プラットフォームからアバットメントの粘膜辺縁部までの角度（緑）が小さくなることから、骨頂部粘膜の垂直的厚みが確保できる。粘膜縁下浅く埋入されたインプラントや、細いインプラント体によってプラットフォーム径と粘膜辺縁部の歯冠部形態の差異が大きくなるケースでは、角度（緑）が大きくなり骨頂部粘膜の垂直的厚みが確保しづらい。

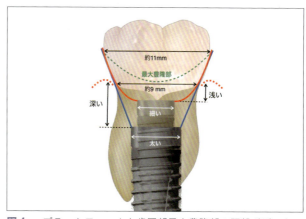

図4 プラットフォームと歯冠部最大豊隆部の距離が近いと、convexの隣接歯冠形態となり粘膜貫通部形態も外側（赤線）に張りだしてしまう。

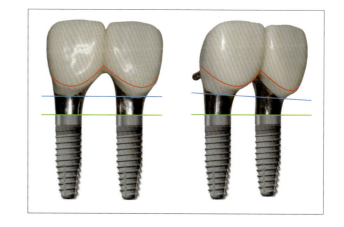

図5-a 前歯粘膜貫通部の基本的な形態は、図中緑ライン〜青ラインまではプラットフォームからストレート気味に立ち上げ、インプラント周囲に軟組織の厚みが十分確保できるようにし、図中青ライン〜赤ライン部の粘膜辺縁部に必要な豊隆は粘膜縁下1.0〜1.5mm付近から与える（図中歯冠部は試適用ホワイトワックス）。

製したプロビジョナルレストレーション（以下、プロビジョナル）である。粘膜縁下浅いインプラント埋入であったため、プラットフォームから唇側粘膜辺縁部へは、急激に外側へ開く形態（矢印B）となった。前歯部修復では歯頚線の調和など審美性の獲得も重要な要素になるため、埋入が粘膜縁下浅い場合、最終的な上部構造の唇側粘膜縁上の歯冠豊隆（歯頚部形態）は、インプラントが埋入された部位の環境、審美的要素、患者の清掃能力などを考慮し、プロビジョナル経過観察後に判断するのがよいと考える。

臼歯部で粘膜縁下浅く埋入された場合、粘膜貫通部におけるプラットフォームからの立ち上がりは、粘膜辺縁部の歯冠形態が前歯部より大きいため、図6-bで示し

たBの形態がより顕著になる。そのままでは上部構造の歯肉縁部歯冠豊隆（歯頚部形態）はオーバーハングになり、患者のみによる口腔衛生管理は難しくなる。臼歯部では、審美的要素よりも清掃性を優先する必要性から、上部構造の頬側粘膜辺縁部の歯冠豊隆は口蓋側寄りに設定し、隣在歯の解剖学的形態に近づけすぎないようにする（図6-c〜f）。

プラットフォームからの立ち上がりは骨から離れる方向

粘膜貫通部のプラットフォームからの立ち上がりは、プラットフォーム周辺骨の形態から離れる方向（図7-a、c、青点線）で作り（図7-a〜c）、インプラント周囲軟組織の厚みが維持できるようにする。複数歯にわた

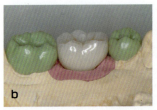 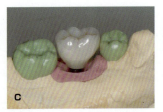 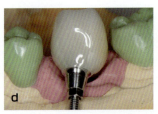 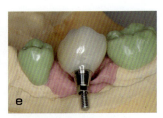

図5-b〜e 臼歯においても、プラットフォームからの立ち上がりはスムーズにしてから粘膜辺縁部に向かう形態が推奨される。

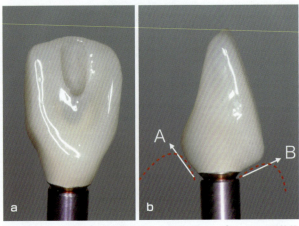

図6-a、b 粘膜縁下浅く埋入された前歯部インプラントの最終的な上部構造は、（矢印B）の形態的対応としてインプラントが埋入された部位の環境、審美的要素、患者の清掃能力などを考慮し、プロビジョナル経過観察後に判断する。

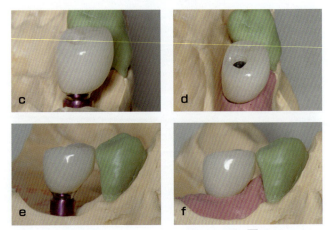

図6-c〜f 粘膜縁下浅くインプラント埋入された⑤に作製したプロビジョナル。作製時は、頬側粘膜辺縁部の断面形態を解剖学的形態（隣在歯）に近づけすぎないようにして、オーバーハングを避ける形態を付与した。

るインプラント修復において、それぞれのインプラント間隔が近い（3.0mm以内）場合も同様である。

また、粘膜縁下に埋入されたインプラントや隣在歯とインプラントが近接するケースにおいても、強度的に許容される範囲で、プラットフォームからの立ち上がりはレスカントゥア（図7-d、白矢印）とし、骨から離れる立ち上がり形態を意識する。図7-fは図7-a〜eにより作製された上部構造（陶材焼き付け鋳造冠）の装着後8年の状態である。インプラント周囲組織は健康な状態を維持している。

上部構造における粘膜辺縁部の形態と表面性状

上顎前歯の唇側粘膜貫通部から粘膜縁上への移行形態

上顎前歯の唇側粘膜縁上の歯冠豊隆に対し、臨床技工では日高のいう「Gull wing」[6]を意識した形態付与を行うことが多い。Gull wingとは、隣接面から観察した場合、粘膜辺縁部からの歯冠豊隆は周囲組織とほぼ同じ豊隆で立ち上がる（図8-a）という考えである。この考え方に基づき、上部構造作製における上顎前歯の唇側粘膜貫通部から粘膜縁上への移行形態では、薄い粘膜と厚い粘膜によって歯冠豊隆を変えている。薄い粘膜ではインプラント周囲溝内からの立ち上がりは粘膜に圧を加えないストレートに近い形状にし、厚い粘膜ではインプラント周囲溝内に隙間が生じない豊隆を与える（図8-b、c）。

インプラント周囲粘膜のタイプに応じた形態を付与する

粘膜貫通部から粘膜縁上へ向かうGull wingを意識した歯冠豊隆は、前述のとおり薄い粘膜、厚い粘膜への対応によって付与される。そのため歯科技工士も症例ごとにインプラント周囲粘膜のタイプを見極める必要がある。

基本的にインプラント周囲粘膜の厚さは「thickタイプ」（図9-a）と「thinタイプ」（図9-b）に分けられる。「thickタイプ」の症例では、インプラント周囲骨組織が

3-2 インプラント周囲炎の発症を軽減させる上部構造形態

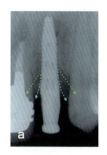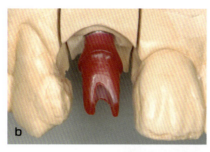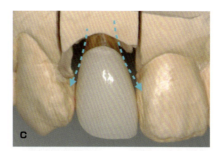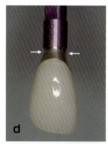

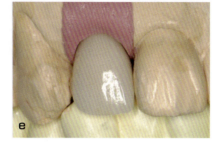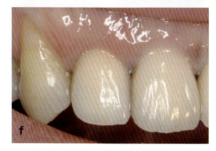

図7-a〜e　プラットフォームからの立ち上がりは、周辺骨の形態から離れる方向とし、強度的に許せる範囲で、レスカントゥア（白矢印）にした。

図7-f　上部構造装着後8年経過時。インプラント周囲組織は健康な状態を維持している。（症例提供：加藤英治氏[医療法人社団祐清会 カトウ歯科]）

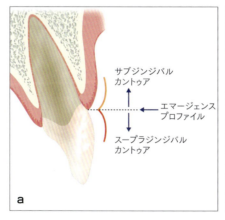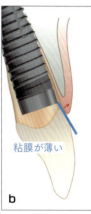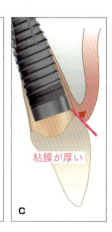

図8-a　Gull wingとは隣接面観で、粘膜辺縁からの歯冠豊隆は周囲組織とほぼ同じ豊隆で立ち上がるとする考え方。

図8-b、c　薄い粘膜ではインプラント周囲溝内からの立ち上がりは粘膜に圧を加えないストレートに近い形状にし、厚い粘膜ではインプラント周囲溝内に隙間が生じない豊隆を与える形態にする。

十分に維持されやすく、周囲粘膜の退縮、萎縮も少ないことが知られている。逆に「thin タイプ」では、インプラント周囲骨組織が菲薄で周囲粘膜の退縮、萎縮が起こりやすいとされている[7]。インプラント周囲粘膜の厚さは、治療前の粘膜の厚さに影響されることから、上部構造作製時に粘膜貫通部に対しては、天然歯の修復同様[8]薄い粘膜／厚い粘膜を見極め、周囲粘膜のタイプに応じた形態付与が必要である。

セメント固定式上部構造ではマージン設定に配慮する

　上部構造周囲粘膜縁下に残留したセメントは、プラークリテンティブファクターとなり、インプラント周囲炎の発症に大きくかかわっている。図10はインプラント周囲炎を発症した上部構造（クラウン）である。撤去したところ残留セメントが確認された。撤去されたクラウン（図10-a）やX線画像（図10-b）を観察すると、粘膜貫通部のプラットフォームからの立ち上がりは骨から離れる方向で作られ、インプラント周囲粘膜の厚みも維持された適切なエマージェンスプロファイルになっている。また、荷重負担の問題もなかったことから、インプラント周囲炎を発症したおもな原因は、残留セメントだと考えられた。

　上部構造におけるクラウンマージンの設定には、合着セメントを残留しづらくする配慮が必要であり、クラウンとセメント固定するアバットメントとのマージン部は、基本的には粘膜縁下深くに設定しないことが重要である。ただし、審美領域である前歯の作製では、唇側マージンは粘膜縁下約1.0〜1.5mmに設定し、近遠心マージ

3章 インプラントを長期安定に導く

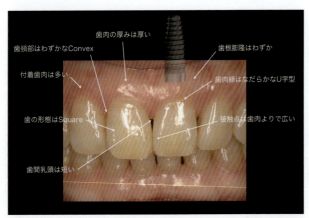

図9-a thickタイプの特徴。インプラント周囲骨組織が十分に維持されやすく、周囲粘膜の退縮、萎縮が少ない。

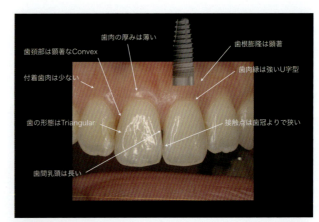

図9-b thinタイプの特徴。インプラント周囲骨組織が菲薄で、周囲粘膜の退縮、萎縮が起こりやすい。

図10-a 周囲炎を発症した上部構造から残留セメントが確認された症例。

図10-b X線による観察では、粘膜貫通部の形態自体は、インプラント周囲粘膜の厚さが維持された適切なエマージェンスプロファイルになっていた。このことから、周囲炎を発症したおもな原因は残留セメントだと考えられた。

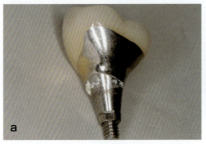
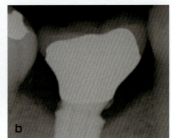

ンは粘膜縁下約0.5～1.0mm、舌側マージンは粘膜辺縁部に設定している。同じく審美領域である小臼歯については、頬側、近心、舌側マージンとも前歯と同様であるが、遠心マージンは少し粘膜縁上に設定することがある（図11-a～d）。大臼歯については、頬側マージンのみ粘膜辺縁に設定するが、近遠心、舌側マージンは、粘膜辺縁部あるいはわずかに粘膜縁上に設定するよう注意している。図11-eは、アバットメントとクラウンマージンの設定に注意して作製したセメント固定式のジルコニアクラウンである。現在、術後4年で経過良好である。

上部構造の粘膜貫通部～粘膜縁上は鏡面研磨で滑択に

現在、上部構造はCAD/CAMによる作製が主流となっている。症例によっては従来の既製アバットメントや、UCLAタイプのパーツを用いて上部構造をワックスアップし、金合金による鋳接で作製することもあるが、いずれにしても粘膜貫通部は滑択な鏡面研磨で仕上げる必要がある。

図12は、UCLAタイプのパーツにより作製したと思われる上部構造だが、粘膜貫通部は研磨不足で傷もあり、面全体が凸凹で波打っている。このような面の状態では、プラークが付着しやすくなる。また、CAD/CAMによる上部構造作製においても、CAM直後は削除痕と面荒れができやすく（図13）、同様にプラークの停滞をまねくおそれがある。

CAD/CAMで作製する上部構造で一般に使用されるチタンに関して、吉成らは、「骨結合しやすいチタンはバイオフィルムが付着しやすい素材」とし、「チタンが使用されているインプラントもアバットメント部などは、やわらかい器具で丁寧にプラークを除去して、バイオフィルムが付着しにくい環境に整えていくことが大切」と述べている[9]。また、堀らは、「インプラント修復物は、物理的、化学的そして生物学的に過酷な環境に耐えるために、修復物表面が滑沢である必要がある」と述べている[10]。すなわち、チタンやジルコニアは、生物学的安全性や科学的安全性にすぐれた歯科材料ではあるが、

3-2 インプラント周囲炎の発症を軽減させる上部構造形態

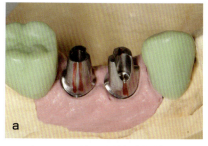
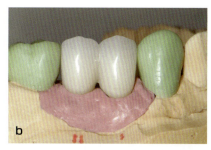
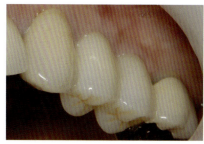
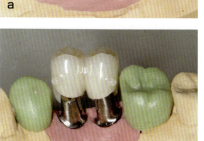
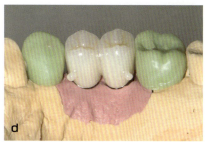

図11-e　セメント固定のジルコニアクラウン。装着後4年で経過は良好である。（症例提供：阿部二郎氏［阿部歯科医院］）

図11-a〜d　セメント固定するアバットメントとのクラウンマージン部は、粘膜縁下深くには設定しないのが原則。しかし、前歯〜小臼歯までは、審美的配慮から唇(頬)側のマージンを粘膜縁下約1.0〜1.5mmに、近心マージンは粘膜縁下約0.5〜1.0mm、舌側マージンは粘膜辺縁に、遠心マージンは粘膜辺縁あるいは少し縁上に設定する。

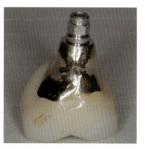
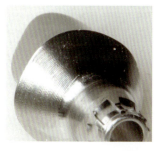

図12　UCLAタイプのパーツにより作製したと思われる上部構造。粘膜貫通部は研磨不足で傷もあり、面全体が凸凹で波打っている。

図13　CAMによる削除痕ができたチタン製のCAD/CAMアバットメント。このままではプラークの停滞をまねくおそれがある。

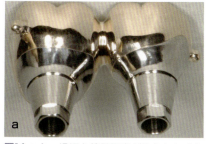
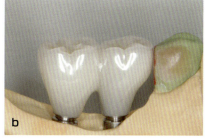
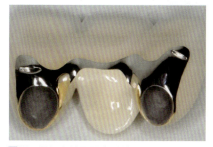

図14-a、b　滑沢な鏡面研磨が施されたチタンCAD/CAMアバットメントと金属冠(a)。連結されたスクリュー固定ジルコニアクラウン(b)。

図15　滑沢な鏡面研磨が施されたセメント固定用のクラウンブリッジ。

CAM後の削除痕は不潔域である粘膜貫通部に残してはならず、滑沢な鏡面研磨が必要[11]だと考えられる(図14、15)。

また、フルジルコニアクラウンへのカラーリング(ステイン材塗布)の際も、粘膜縁上のみに色付けを施し、粘膜貫通部はジルコニア自体を鏡面研磨で仕上げ、プラークの停滞を防ぐ必要がある(図16)。

87

3章　インプラントを長期安定に導く

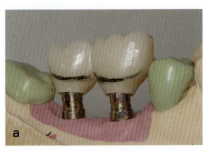
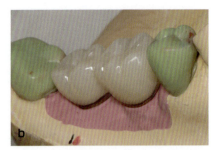
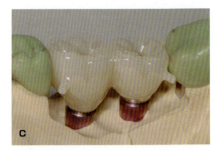

図16-a〜c　フルジルコニアクラウンへのカラーリング。粘膜縁上のみに色づけを施し、粘膜貫通部（黒線からプラットフォームまで）、舌側面、咬合面はジルコニア自体を鏡面研磨で仕上げる。

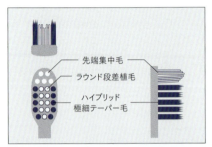

図17　ルシェロ歯ブラシⅠ-20インプラント（ジーシー）。インプラントの上部構造と周囲組織を清潔に保つための研究成果をもとに、インプラント専用に開発された歯ブラシ。下方の毛先がインプラントの上部構造と粘膜の境界に無理なく入り込む形態になっている。毛先が柔らかいため、痛みを感じにくく粘膜や歯肉を傷つけにくい。

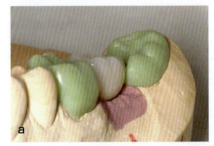
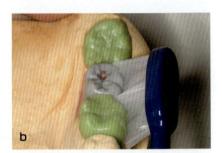

図18-a、b　6⏌に作製した上部構造。頬側歯頸部は隣在歯よりも口蓋側寄りとなったため、歯ブラシの毛先がアクセスしづらくなった。その対策として、ルシェロ歯ブラシⅠ-20インプラントを使用することになり、歯冠外形をワックスアップする際、ルシェロ歯ブラシⅠ-20インプラントを上部構造と粘膜との境界部へ毛先がアクセスできるか確認しながら技工作業を行った。

臼歯部の上部構造における清掃性への配慮

　プラークの除去は周囲炎の予防に重要であるが、臼歯部においては、非可動粘膜量の減少や、欠損部頬側の骨吸収による顎堤の陥凹が起きやすく、天然歯のプラークコントロールとは異なった難しさがある。基本的に、上部構造の歯頸部は天然歯の歯頸部に比べて細くなるため、上部構造の歯冠形態を天然歯に近似させると、粘膜貫通部からの立ち上がりがオーバーハングになり、プラークが停滞しやすくなる。そして、プラーク除去のために、過度な圧力や無理な角度でブラッシングを行うと擦過傷ができ、粘膜が痛んでますますブラッシングが不十分となってしまう。また、インプラント周囲上皮は、付着上皮よりも感染防御や機械的刺激に対する抵抗性が弱いものと考えられている[12]。

　これらの点に対しては、上部構造用に開発された歯ブラシ[13]の活用が有効である（図17）。図18は6⏌に作製した上部構造であるが、頬側歯頸部が隣在歯よりも口蓋側寄りとなったため、歯ブラシの毛先がアクセスしづらくなった。その対策としてルシェロ歯ブラシⅠ-20インプラント（ジーシー）を使用することになった。技工作業においては、歯冠外形をワックスアップする際、歯ブラシの毛先が上部構造と粘膜の境界部にアクセスできるか確認しながら進めた。

　セルフケアにおいて歯ブラシに加え歯間ブラシやタフトブラシなどを使用する症例では、歯科医院側より患者が使用する口腔清掃用具の種類を教えてもらい、毛先が

3-2 インプラント周囲炎の発症を軽減させる上部構造形態

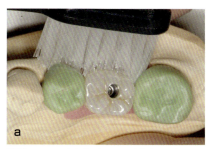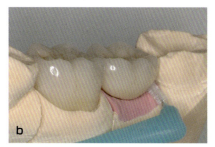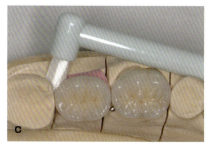

図19-a～c　(a)歯ブラシ、(b)歯間ブラシ、(c)タフトブラシの毛先が上部構造と粘膜の境界に無理なく入り込めるか確認しながら作業を進める。

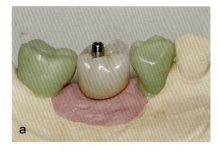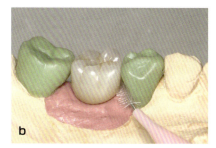
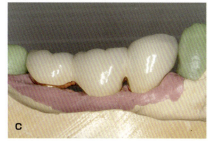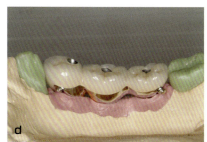

図20-a～d　(a、b)下部鼓形空隙を十分空けた単冠の臼歯部上部構造。(c、d)連結の臼歯部上部構造。

上部構造と粘膜の境界に無理なく入り込む歯冠形態になるように作製する[14]（図19）。

　基本的に臼歯部は、上部構造が単冠であっても連結であっても下部鼓形空隙を十分に空け、不潔域まで清掃器具が届くことが必要である（図20）。図21は、下部鼓形空隙を十分空けて作製した 654 の上部構造である。現在、装着後12年経過したが、プラークコントロールは良好で、周囲粘膜は健康な状態を維持している。

インプラント周囲軟組織を探る
プロビジョナルレストレーション

　天然歯と比べて粘膜貫通部の生物学的条件が不利な上部構造は、設計において不利な条件を少しでも減らす必要があり、プロビジョナルの作製が重要である。筆者は、プロビジョナルにより適切に軟組織をコントロールして、粘膜形態の修正や歯頸ラインを整えていくためには、図6（P.84）で示したプロビジョナルで調整することが望ましいと考える。しかし、スクリュー固定式プロビジョナルは、最終上部構造の理想的な歯冠豊隆やフィニッシュラインの設定を、単純なガイドラインによって設定できないのが現状である。そのため、プロビジョナルを作製する際は、プロビジョナル装着中に生理的恒常性を妨げずに適切な生体反応を引きだす必要性から、本項で述べてきた点を踏まえるとともに、特に不潔域や粘膜貫通部の徹底した鏡面研磨が必要だと考える（図22）。

3章 インプラントを長期安定に導く

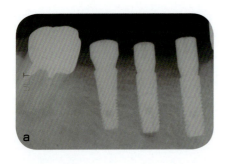
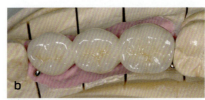
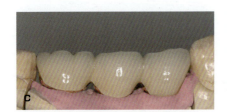
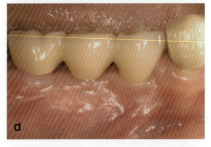

図21-a～d 下部鼓形空隙を十分に空けて作製した6̄ 5̄ 4̄の上部構造。（症例提供：阿部二郎氏［阿部歯科医院］）

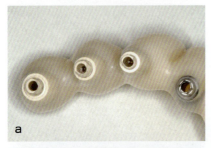
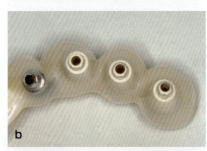
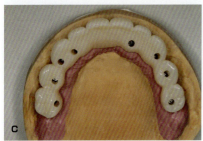
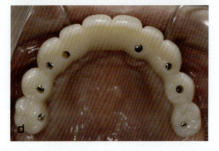

図22-a～d 上顎のプロビジョナル。（症例提供：山口　剛氏［医療法人社団友生会］）

参考文献

1. 服部 義，田川雅康，小林成人，西堀雅一．インプラントの marginal bone loss．インプラント周囲辺縁骨吸収の原因を探る．歯界展望 2014；123(1)：46-70．
2. 高橋慶壮．歯周炎患者におけるインプラント周囲炎の病態と治療法．日歯周誌 2016；58(4)：236-253．
3. Suárez-López Del Amo F, Lin GH, Monje A, Galindo-Moreno P, Wang HL. Influence of Soft Tissue Thickness on Peri-Implant Marginal Bone Loss: A Systematic Review and Meta-Analysis. J Periodontol 2016；87(6)：690-699.
4. 飯田吉郎．インプラント上部構造歯肉貫通部のプラークリテンティブファクターについて考える．日口腔インプラント誌 2017；30(4)：245-251．
5. 髙橋 由．臼歯部インプラント埋入深度の補綴的設定基準とスタッキングポイントを考慮した硬い骨に対するインプラント埋入処置攻略法．インプラントジャーナル 2016；67：13．
6. 日髙豊彦．審美的インプラント修復におけるプロトコル．日補綴会誌 2012；4(1)：35-42．
7. 日本口腔インプラント学会．口腔インプラント治療指針2016．東京：医歯薬出版，2016；20．
8. 遊亀裕一．生体と調和する歯周組織にやさしい歯冠修復物．その考え方とラボワーク．東京：クインテッセンス出版，2014：28-42．
9. 吉成正雄，加藤正治，小林明子．歯と補綴物にやさしいプロフェッショナルケアの新時代．デンタルハイジーン 2009；29(1)：32-42．
10. 堀 けい子，太田克子．PMTC についての一考察．順正短期大学研究紀要 2007；36：97-107．
11. 日本口腔インプラント学会．口腔インプラント治療指針2016．東京：医歯薬出版，2016；62．
12. 安彦善裕，倉重圭史，齊藤正人，松坂 賢，井上 孝．インプラント周囲粘膜部での自然抵抗性（自然免疫）による感染防御機構．日本口腔検査学会雑誌 2010；2(1)：37-39．
13. 近藤尚知，武田未来，川村涼子，中島久美子．インプラント周囲炎を予防するために開発された歯ブラシ：ルシェロ歯ブラシ I-20 インプラント．ジーシー・サークル 2014；149(5)：12-18．
14. 山口 剛，小出茂代，茂呂和久，星 裕子，遊亀裕一．問われるインプラント　チーム連携で安全・安心．患者を中心に据えた質の高いチーム医療のあり方を考える．the Quintessence 2012；31(8)：50-85．

<table>
<tr><td>3-3</td><td># インプラントの咬合</td></tr>
</table>

吉村治範、三上　格

はじめに―オーバーロードの回避

インプラントの咬合については、いまだ明確なエビデンスはないが、基本的に天然歯の咬合原則を準用しようというのが現時点でのコンセンサスである。しかし、インプラントは天然歯とはまったく異なる状況で口腔内に存在する(**表1**)[1]。

インプラントと天然歯の被圧変位性の違いをカバーするために配慮されるべき要件について、Mischら[2]は、咬頭干渉、咬合面の広さ、相補保護咬合の有無、咬合力とインプラントの傾斜の影響、咬頭傾斜角、カンチレバー、歯冠－インプラント比、咬合接触、クラウンカントゥアなどについて配慮するよう指摘している。Kimら[1]は、インプラントがオーバーロードとなる要因に、長過ぎるカンチレバー、異常機能習癖あるいは強大な咬合力、過剰な早期接触、広い咬合面、急峻な咬頭傾斜、骨密度不良や骨量不足、インプラント本数不足などを挙げ、注意を喚起している(**表2**)。そのうえで、インプラント補綴歯科治療におけるガイドラインを上部構造のタイプ別にまとめている(**表3**)。そしてインプラントの咬合で考慮すべき要件を、サポートエリアの増加、力の方向の改善、過大な応力の回避の3つに分類し、それぞれについて必要なチェック項目を呈示している。

本項では、これらのガイドラインを参考に、インプラント経過不良症例をとおしてインプラントの咬合を考察する。

オーバーロードによるオッセオインテグレーション喪失を疑った症例

患者は61歳、男性。前後的対合関係がClass Ⅱで、垂

表1　天然歯とインプラントの比較

	天然歯	インプラント
結合	歯根膜	オッセオインテグレーション
触知能力	高い	低い
動揺度	25-100μm	3-5μm
側方力の支点	根尖側1/3	歯槽骨頂部
耐荷重特性	衝撃吸収能 応力分散	歯槽骨頂へ応力集中
過重負荷の症状	●歯根膜の肥厚 ●動揺 ●摩耗 ●フレミタス ●咬合痛	●スクリューの緩み、破損 ●アバットメントや 　上部構造の破損 ●インプラントの破損、 　喪失

(参考文献1をもとに作成)

表2　Implant-Protected Occlusion

1	咬合干渉の影響(咬合接触のタイミング)
2	咬合面の広さの影響
3	相補保護咬合の有無(Mutually protected occlusion)
4	咬合力とインプラントの傾斜の影響
5	咬頭傾斜角の影響
6	カンチレバーの影響
7	歯冠－インプラント比の影響
8	咬合接触点の配慮
9	インプラント冠のカントゥアの影響
10	もっとも弱いコンポーネントを保護

(参考文献2をもとに作成)

表3 インプラント補綴歯科治療におけるガイドライン

臨床状況	咬合の原則
固定性フルアーチ補綴装置	● 対合が総義歯の場合、両側性平衡咬合 ● 対合が天然歯列の場合、グループファンクションかアンテリアガイダンスを浅くしたMutually protected occlusion ● カンチレバー部では、作業側および平衡側でも咬合させない ● カンチレバー部では、咬合接触を弱くする（100μm） ● フリーダムインセントリック（1〜1.5mm）
オーバーデンチャー	● リンガライズドオクルージョンによる両側性平衡咬合 ● 歯槽堤の吸収が著しい場合は、無咬頭歯を用いる
臼歯部固定性補綴装置	● 天然歯によるアンテリアガイダンス ● 犬歯の状態が悪い場合は、グループファンクション ● 咬合面中央付近での咬合接触、小さめの咬合面、平坦な咬頭、カンチレバーは極力小さくする ● 必要な場合は、臼歯部クロスバイトにする ● 咬合支持が不足している場合は、天然歯と強固に連結する
単独歯インプラント補綴装置	● 天然歯に前方および側方のガイドを付与 ● 強く噛みしめた時に弱く接触し、軽く噛みしめた時には接触しない ● 咬合面中央部での接触（1〜1.5mmの平坦な面で） ● インプラントの中心から離れた位置で咬合させない ● 隣接面コンタクトを強めにする
骨質不良／移植骨	● 治癒期間を長くする ● 摂取食物、咬合接触／材料を段階的に変えてプログレッシブローディング

（参考文献1をもとに作成）

オーバーロードによるオッセオインテグレーション喪失を疑った症例

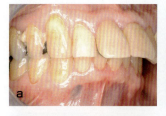
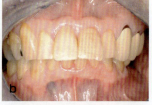
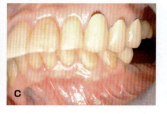
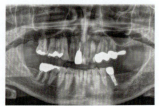
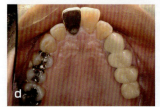
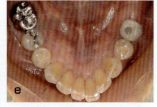

図1-a〜e 初診時口腔内所見。違和感を訴えている|5のインプラントに明らかな炎症所見は認められない。

図2 初診時パノラマX線所見。違和感を訴えている|5のインプラントに明らかな透過像は認められない。

直的対合関係が過蓋咬合。|5 6 7 遊離端欠損の|5部に単独でインプラント補綴が施行されていた。図1、2に初診時口腔内所見とパノラマX線所見を示す。患者は、約10年前に他院で埋入されたインプラントの動揺と咬合痛を訴え来院したが、インプラント周囲粘膜の発赤腫脹などの明らかな炎症所見は認められなかった。デンタルX線所見（図3）ではインプラント周囲に帯状の透過像が認められた。

浸潤麻酔を行いインプラントを逆回転させると、インプラントは容易に除去できた（図4）。患者は失われた下顎左側臼歯部の咬合支持を、再度インプラントで補綴することを希望した。

咬合支持域については、1本のインプラントでは支持域が不足していたと判断し、再治療では2本のインプラ

3-3 インプラントの咬合

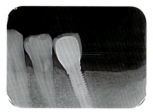

図3 初診時デンタルX線所見。インプラントと骨の間に細い透過像が根尖部に向かって認められる。

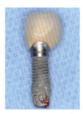

図4 除去したインプラント。逆回転させただけでインプラントが除去できた。

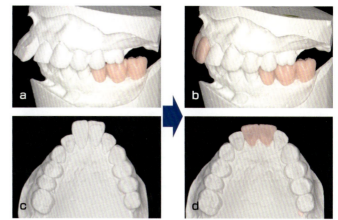

図5-a～d 欠損部はインプラントによって咬合支持域の拡大を計画した。フレアアウトした上顎前歯は歯冠修復し、アンテリアガイダンスによって臼歯離開がスムーズになるよう計画した。

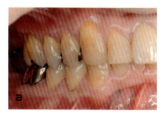
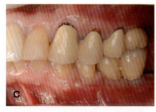
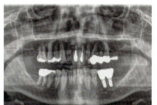

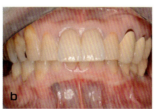
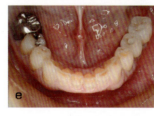

図6-a～e 補綴終了時の口腔内写真。前歯部のフレアアウトは歯冠修復で改善した。

図7 同パノラマX線写真。右側臼歯部欠損は2本のインプラントで咬合支持域を拡大した。

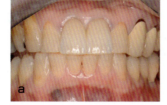
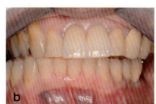
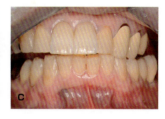

図8-a～c 前方および側方運動時の口腔内所見。前方側方運動時臼歯は適切に離開している。

ントを配置して咬合支持域の拡大を目指した。インプラント補綴歯科治療におけるガイドライン（表3）において、臼歯部固定性補綴装置ではアンテリアガイダンスの確保が重要とされているため、本症例では上顎前歯のフレアアウトを改善し、適切な臼歯離開が行われるよう前歯を修復するように計画した（図5）。

図6、7に補綴装置装着後の口腔内およびパノラマX線所見を示す。2本のインプラントで咬合支持域を拡大し、上顎前歯のフレアアウトを歯冠修復により改善した。図8は前方および側方運動時の口腔内所見である。緩やかなアンテリアガイダンスにより、臼歯がディスクルージョンしている。咬合支持域の拡大と適切なアンテリアガイダンスの確保によって良好な結果を得ている。

3章 インプラントを長期安定に導く

オーバーロード改善により喪失したインプラント周囲骨が回復した症例

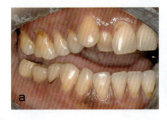
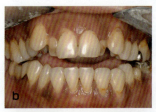
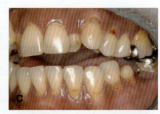
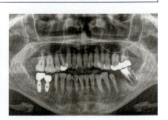
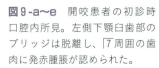
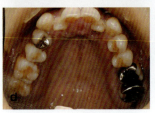
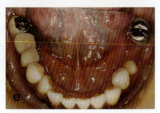

図9-a〜e 開咬患者の初診時口腔内所見。左側下顎臼歯部のブリッジは脱離し、7│周囲の歯肉に発赤腫脹が認められた。

図10 初診時パノラマX線所見。7│は歯根破折している。さらに7│インプラントは明らかなMBLが認められた。

表4 8020達成者咬合様式の割合

咬合様式	8020達成率
前後的位置関係正常	84.6%
上顎前突	15.4%
反対咬合	0%
垂直的位置関係正常	86.5%
過蓋咬合	13.5%
開咬	0%

（参考文献5をもとに作成）

オーバーロードの改善とオッセオインテグレーションの回復

　Langら[3]は、オーバーロードが周囲炎を起こす根拠はないと主張している。しかしAlbrektssonら[4]は、オッセオインテグレーションというシールはチタンという異物から組織を保護するために起こる免疫応答による骨の反応であり、インプラントは継続的に軽度な慢性炎症に取り囲まれており、慢性炎症と免疫反応との兼ね合いにより成立する組織シールは、不適切な手術、患者の特定医薬品の服用、喫煙、遺伝的障害、そしてオーバーロードなどの要因によって阻害される可能性があるとしている。オーバーロードがインプラント周囲骨吸収を起こす修飾因子の一つである以上、インプラント治療においては、プラークコントロールはもちろんのこと、オーバーロードの回避も重要なポイントとなる。

　では、オーバーロードが改善されればオッセオインテグレーションが回復する可能性はあるのだろうか。次の症例をもとに考えてみたい。

オーバーロード改善により喪失したインプラント周囲骨が回復した症例

　患者は49歳女性で、7│の腫脹、疼痛を主訴に来院した（図9）。7│は歯根破折のため保存不可能であった。患者の咬合様式は開咬で、大臼歯部だけで咬合が支持されていた。│67欠損部にはインプラント補綴が行われており、7│部のインプラントには骨吸収が認められた（図10）。

　患者は左側大臼歯部遊離端欠損に対しインプラント補綴による機能回復を希望した。しかし、開咬の咬合様式を改善しない限り、埋入したインプラントの予知性はすでに骨吸収を起こしている7│部のインプラントと同様保証されない。東京都文京区歯科医師会の調査[5]では、開咬の咬合様式を有する8020達成者は0％であったと報告されている（表4）ことからも、歯を喪失するリスクが高い開咬患者へのインプラント治療はリスクが高く、慎

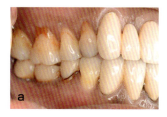
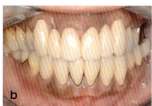
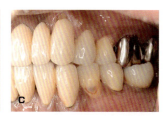
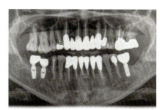
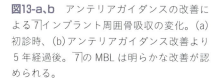
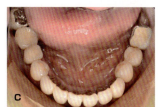

図11-a～e 開咬を改善し、前方ガイドと側方ガイドが達成されるように補綴処置を行い、さらに左側臼歯部の咬合支持域を拡大するため⌈6にインプラント補綴を行った5年後の口腔内所見。

図12 補綴処置後5年のパノラマX線写真。追加埋入した⌈6インプラントに異常所見はなく、また明らかなMBLが認められた⌈7の透過像は改善されている。

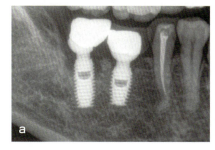
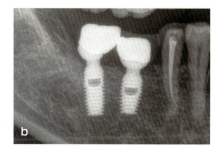

図13-a、b アンテリアガイダンスの改善による⌈7インプラント周囲骨吸収の変化。(a)初診時、(b)アンテリアガイダンス改善より5年経過後。⌈7のMBLは明らかな改善が認められる。

重な対応が求められる。

そこで、歯冠修復によってアンテリアガイダンスが確保できる咬合様式への改善を試みた。また、咬合支持領域を増加させるため、⌈6部にインプラント補綴を行った。図11、12に最終上部構造装着より5年後の所見を示す。初診時と比較して咬合支持およびアンテリアガイダンスが改善されており、骨吸収が認められた⌈7はX線所見において改善が確認された(図13)。⌈7インプラント周囲骨吸収の改善は定期的なサポート療法による炎症のコントロールによるところもあるが、ダイナミックに改善された咬合様式の影響も否定できない。インプラントの管理においては、プラークコントロールに加え咬合のコントロールが重要であることも忘れてはならない。

まとめ

本項では、インプラントの咬合における咬合支持域の確保とアンテリアガイダンスの重要性について考察した。咬合面形態や咬合接触の詳細については次項に譲る。

参考文献

1. Kim Y, Oh TJ, Misch CE, Wang HL. Occlusal considerations in implant therapy: clinical guidelines with biomechanical rationale. Clin Oral Implants Res 2005；16(1)：26-35.
2. Misch CE, Bidez MW. Implant-protected occlusion: A biomechanical rationale. Compendium 1994；15(11)：1330, 1332, 1334 passim; quiz 1344.
3. Lang NP, Wilson TG, Corbet EF. Biological complications with dental implants: their prevention, diagnosis and treatment. Clin Oral Implants Res 2000；11 Suppl 1：146-155.
4. Albrektsson T, Canullo L, Cochran D, De Bruyn H. "Peri-Implantitis": A Complication of a Foreign Body or a Man-Made "Disease". Facts and Fiction. Clin Implant Dent Relat Res 2016；18(4)：840-849.
5. 茂木悦子，宮崎晴代，一色泰成．8020達成者の歯列・咬合の観察．東京都文京区歯科医師会提供の資料より．日歯医師会誌 1999；52(5)：15-22.
6. 松崎達哉，松下恭之，古谷野 潔．オーバーロードとインプラント治療の偶発症．補綴誌 2015；7(4)：305-313.

3-4 上部構造における力への対応

遊亀裕一

はじめに

インプラントの長期予後獲得のためには、良好なプラークコントロールとともに、適切な咬合付与が必要であることに疑う余地はない。前項では、インプラントの咬合に関して咬合支持域の確保とアンテリアガイダンスの重要性が考察された。本項では、単独歯インプラントの上部構造における咬合面形態と咬合接触、ならびに咬頭嵌合位を再現した作業模型に焦点を絞り述べる。

インプラントに与える咬合に対する一般的な考え方

一般的に、インプラントは歯根膜をもたないため、歯根膜の沈下量だけ天然歯と比べて咬合を低くすることが勧められている。その背景には、インプラントは側方圧に対する抵抗力が弱く、負荷の集中によってインプラント周囲骨の吸収が起こるという概念[1]があるからである。また、生体力学的な構造としての相違があり、健全な天然歯の被圧変位量は25~100μmであるのに対して、インプラントでは垂直的に3~5μm、水平的には10~30μmしか動かないといわれている[2]。

さらに、天然歯には鋭敏な感覚受容器である歯根膜があり、それが顎骨に咬合力を伝える際のショックアブソーバーとしての役割を果たしている。しかし、インプラントにはそのような緩圧機構はなく、咬合力は直接顎骨に伝えられる。その代償として、天然歯では10g程度の圧力を感知できるのに対し、インプラントは100gの圧力にならないと識別できない[3]といわれている。また、インプラント軸から外れた位置にかかる荷重は、非軸方向に発生する曲げモーメントとなり、梃子の作用により距離に比例してその荷重は増幅される。そのため、機械

的偶発症の発生につながりやすい[4]ことから、上部構造の咬合面は最大でも天然歯と同じ大きさか、それよりも小さめに作製することが推奨されている。

日本補綴歯科学会のポジションペーパーにおける考え方

日本補綴歯科学会では、2016年にインプラントと咬合に関するポジションペーパーを作成している[5]。インプラントの上部構造に与える咬合について、実際には多くの臨床的条件が関係するものの、よりシンプルに考えるために片側大臼歯2本欠損に対するインプラント治療を想定しており、インプラントの咬合面形態は天然歯と同様でよいか、咬合面材料は何を選択するか、歯根膜の変位量に対する咬合調整法について議論されている。咬合面形態や材料および咬合調整法に対しては、さまざまな意見があり、統一した見解は得られていない。しかし、アンテリアガイダンスの確保と臼歯部離開咬合の重要性、それにより得られる顎機能に調和した咬合バランスの確立については、天然歯と同様であることに異論はない。

結論としては、「インプラント支持固定式補綴装置に与えるべき咬合様式は、天然歯に近い歯冠形態に、Bコンタクトを基本に咬合接触を付与し、臼歯離開咬合となるように調整することを基本にすべきであると考える。そして、歯根膜の変位を考慮しながら咬合調整を行った結果、隣接する天然歯に近い咬合接触状態、または天然歯と同様の咬合接触状態が得られれば臨床的には問題ない」とされている。

実際の臨床技工における上部構造の咬合面形態

インプラント上部構造の咬合面形態は、顎堤の状態と

3-4 上部構造における力への対応

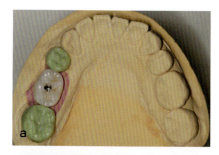
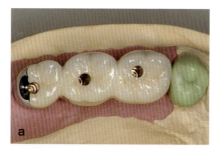
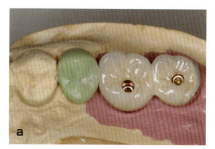
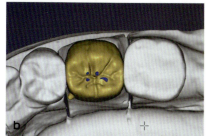
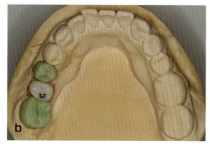
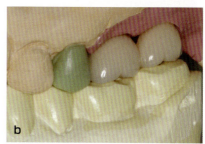

図1-a、b 咬合面形態は、隣在歯や天然歯の反対側同名歯よりもやや小さくすることが多い。頬舌側面の豊隆は隣在歯に合わせたとしても、咬合面形態を小さく（咬合縁を狭く）することがある（a、bは別症例）。

図2-a、b ７６５欠損部位に対して、咬合や清掃性などの理由により８７６の形態とした（a）。｢６の欠損部位に対して近遠心径のスペース不足から小臼歯の形態としたプロビジョナルレストレーション（b）。｢７は矯正により遠心移動させる予定である（a、bは別症例）。

図3-a、b インプラントポジションが対合歯に対して口蓋側に位置したため、反対咬合の咬合面形態とした症例。

清掃性に応じて天然歯同様とする場合はあるが、実際の臨床技工ではインプラントサイズに応じて隣在歯や天然歯の反対側同名歯よりもやや小さくすることが多い。それは、咬合面幅と骨吸収量に有意な関係は認められてはいないとする報告[6]はあるものの、幾何学的には近遠心のカンチレバーと同じ状況を生むため、咬合面形態（幅）を制限するほうが望ましいと考えるからである。特に、大臼歯部へ細いサイズのインプラントが埋入された場合は、頬舌側面の豊隆は隣在歯に合わせたとしても、咬合面形態を小さく（咬合縁を狭く）している（図1）。

ただ、オーバージェットなどの関係で咬合面幅を大きくせざるを得ない場合は、咬合接触点を小さめにして、接触位置をインプラント軸心に近づけるようにしている。やむをえず、インプラント軸心から遠い位置に咬合接触点を付与する場合は、接触強さを可及的に弱くする。そして、小臼歯、大臼歯のそれぞれの部位にこだわることなくインプラントサイズやポジション、対合関係や清掃性などを考慮して歯冠形態を変えている（図2）。また、インプラントポジションが口蓋側になった場合は、無理な正常咬合にすると頬側方向へのカンチレバーとなってしまうため、反対咬合の咬合面形態を付与することもある（図3）。

上下顎に関して、下顎に比べ上顎は比較的咬合面形態を小さくすることが多い。それは、下顎骨に埋入されたインプラントは、比較的厚い緻密骨に囲まれ、インプラントサイズを適切に選択すれば頬舌側の緻密骨に保持させることが可能であることから、下顎はオッセオインテグレーション獲得後の咬合負担能力は比較的得られやすいと考えられる。一方、上顎骨は、その表面に薄い緻密骨が存在するものの、インプラントは、そのほとんどが海綿骨により支持されるため、上顎は比較的咬合面形態を小さくする場合が多い。特に上顎大臼歯でショートインプラントが埋入された場合などは、咬頭傾斜角を緩くして臼歯離開咬合を十分確保するとともに、咬合面を小臼歯に近い形態（特に頬舌幅）にすることがある（図4）。

咬頭嵌合位における上部構造の咬合接触

基本的に臼歯部における咬頭嵌合位では、インプラントの軸心部内（図5-a、b 黄色点線内）に、対合歯機能咬頭の支持を確保しつつ、Bコンタクトを中心に咬合接触

3章 インプラントを長期安定に導く

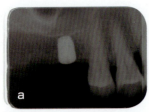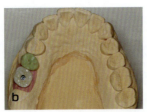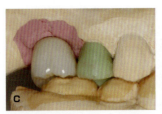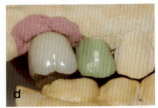

図4-a〜d　上顎大臼歯でショートインプラントが埋入された場合、咬頭傾斜角を緩くして臼歯離開咬合を十分確保するとともに、咬合面を小臼歯に近い形態(特に頬舌幅)にする(本症例のインプラントは、アストラテックインプラントシステム EV[デンツプライシロナ]の直径4.8×長径6.0mm)。

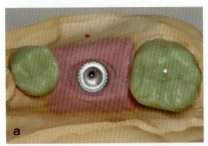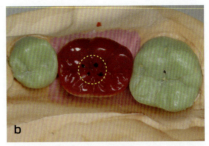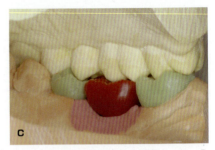

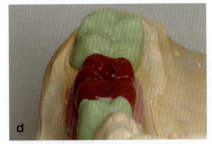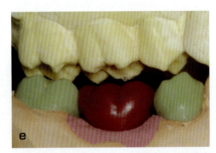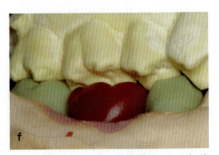

図5-a〜c　臼歯部における咬頭嵌合位では、インプラントの軸心部内(図5-a、b 黄色点線内)に、対合歯機能咬頭の支持を確保しつつ、Bコンタクトを中心に咬合接触をさせる(本症例のインプラントは XiVE[デンツプライシロナ]の直径4.5mm)。

図5-d〜e　本症例でAコンタクトを接触させると咬頭干渉は免れない。咬頭干渉は骨吸収のリスクとともにスクリューの緩みにもつながる。咬頭傾斜角は隣在歯よりも緩くすることで、臼歯離開咬合を確保する。

させる(図5-a〜c)。有歯顎者で咬合接触と咀嚼能率との関係を調べた結果、軽く噛みしめた時におけるBコンタクトが咀嚼能率と有意な関係があることが示されている[7]。以上のことから、筆者はインプラントの咬合接触にはBコンタクトが必須であると考えている。また、Bコンタクトを中心とした咬合接触は、偏心運動時の咬頭干渉を防ぐためにも有利である。

一方、AコンタクトとCコンタクトについては、症例によっては接触させない。図5の症例においても、咬頭嵌合位における右側上下小臼歯のAコンタクトは接触させていない。インプラントと対合する6]の近心頬側咬頭内斜面部が両隣在歯と比較して陥凹しているため、Aコンタクトを接触させると咬頭干渉は免れない。咬頭干渉を起こすと負荷された咬合力の一部が側方成分として作用し、骨吸収のリスクとともにインプラントネック部に曲げモーメントを発生させ、スクリューの緩みも起きやすくなるためである。

咬頭傾斜角は、隣在歯よりも緩くすることで臼歯離開咬合を確保することが重要である(図5-d〜f)。咬頭傾斜角の天然歯の平均は25〜30°であるのに対し、インプラント上部構造を作製し補綴用スクリューの最大耐荷重値を計測して幾何学解析の妥当性を検討した報告[8]によれば、臨床において上部構造に付与する咬頭傾斜の安全域は20°までと示唆されている。また、咬頭干渉を避ける目的で、オクルーザルコンパス(対合歯咬頭の運動方向)を考慮した咬合面形態の付与も必要と考える(図6、7)。

3-4 上部構造における力への対応

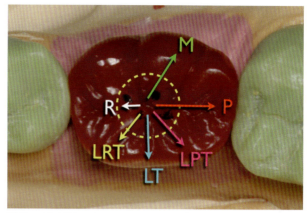

P = Protrusion ＝前方運動
M = Mediotrusion ＝非作業側運動
LT = Laterotrusion ＝作業側運動（平均値咬合器）
LPT = Lateroprotrusion ＝前方傾向の作業側運動
LRT = Lateroretrusion ＝後方傾向の作業側運動
R = Retrusion ＝後方運動

図6　対合歯咬頭の運動方向を示すオクルーザルコンパス。

図7　咬頭干渉を避けるためオクルーザルコンパスを考慮する。

口腔内の咬頭嵌合位を再現した作業模型の必要性

　インプラント補綴歯科治療におけるガイドライン（P.92 表3）では、単独歯インプラント補綴装置においては、「強く噛みしめた時に弱く接触し、軽く噛みしめた時には接触しない」とある。たしかに、過重負担を避けるために、歯根膜をもたないインプラントは咬頭嵌合位で強く噛みしめた際に、天然歯と同等の咬合接触を得られるようにするのが一般的である。

　しかし、インプラント修復部位のすべてでその考えを適用してよいかについては疑問の余地が残されている。インプラント周囲骨の状態、対合歯や隣在歯などの残存歯が生活歯か失活歯かに関連した歯の支持能力、ならびに顎関節の状態によって、咬合接触の強さをコントロールする必要があると考えられるためである。現在では、インプラントの信頼性は飛躍的に高まっており、天然歯や顎関節を守るためのインプラント咬合も視野に入れてよいだろう。

　筆者が実際に受注しているインプラント技工では、歯根膜のないインプラントと歯根膜をもつ天然歯とが混在して咬合している症例がほとんどである。Mischが提唱した咬合調整法では、「25μm未満の咬合紙を用いて、軽い力では隣在歯が接触するよう、インプラント部の咬合接触を削除調整する。次に、同じ咬合紙を咬合面に置き強く噛ませ、天然歯とインプラント補綴部の咬合接触が均等となるように調整する。強く噛ませること

で、咬合力は天然歯とインプラント部に均等に分散される。天然歯は強く噛んだ後数時間は元の位置に戻ることはないので、結果として弱い咬合力でも隣在天然歯への均衡が得られる」とされている。ソフトタッピングで初期接触がある場合には、ハードタッピングによりインプラント部に応力集中することが数値解析では示唆されており[9]、Mischの咬合調整法は理論的には正しいと考えられる。

　しかし、過剰にリリーフして低位咬合にしてしまうと、通常の咬合力では接触が得られなくなる。稲井らは、インプラントに低位咬合を与えた場合、下顎の偏位が生じ顎関節症を惹起する危険性があることや、インプラント周囲骨の吸収量が大きくなることを指摘している[10,11]。また、インプラントの咬合接触が咀嚼運動に与える影響を調査したところ、低位咬合を与えると咀嚼リズムのバラつきが大きくなるという松谷らの報告[12]もある。そのため、天然歯とインプラントが混在する場合の咬合については、被圧変位量の差を考慮する必要はなく、天然歯と同様の接触を与えてもインプラントにとってのオーバーロードにはならないと考えられるという報告[13]もある。すなわち、インプラントに与える咬合の重要な要因には、インプラント埋入位置と設計、欠損部における埋入本数と方向、インプラント体の直径と長径、咬合様式、埋入部位の骨質などとともに、歯根膜のある残存歯の状態なども考えられる。

　以上のことから、歯科医師による上部構造の咬合調整では、残存歯よりも咬合過高にしないこと、残存歯の支

99

3章　インプラントを長期安定に導く

---

①**人為的な問題**：
器具や材料の操作・管理ミス、模型の破損や咬合器付着のミスなど

②**材料の問題**：
印象材・石膏・咬合記録材や埋没～鋳造までの寸法変化

③**生体の問題**：
歯の動揺による変位、開口時における下顎歯列弓幅径の減少、咬合採得時における頭位・体位の影響など

図8　高いクラウンのできる要因。

持能力と歯根膜変位量を考慮すること、そして、前述したその他多くの要因へも配慮することがポイントとなると言えるだろう。しかしながら、そのような作業はいずれも非常に繊細であるため、咬合調整は微調整で済むようにしなければならない。

一方、天然歯に装着されるクラウンについて考えてみると、間接法の作業模型で作製されたクラウンは、日常臨床での咬合調整は高さの調整がもっとも多いと聞く。なぜそのようなことが起きるのだろうか？　高いクラウンのできる要因としては、おもに**図8**に示す3項目が考えられる。

しかし、以上の項目に注意して、極力テクニカルエラーをなくしても、必ず口腔内における咬合調整は必要になる。歯科医師が行う咬合調整の目標について、栗山らは、「咬頭嵌合位で歯列全体として均等に咬合接触させること、側方滑走運動時、前方滑走運動時にはクラウン装着前の歯列としての咬合様式を変化させないこと、そしてクラウンに隣在歯と類似した咬合接触点数、咬合接触面積、咬合接触部位をもつ咬合接触関係を設定することである」と述べている[14]。すなわち、咬合器付着後に"クラウン装着前の歯列としての咬合様式を変化させない"で、"咬頭嵌合位で歯列全体として均等に咬合接触させた状態"を上下模型に再現する補正を行えばよいということになる。

つまりわれわれ歯科技工士は、口腔内の咬頭嵌合位を精確に再現した作業模型上で上部構造を作製する必要があり、それには咬合器付着後の上下作業模型を口腔内と近似した咬頭嵌合位に再現する作業が必要となる。

作業模型で口腔内の咬頭嵌合位を再現するポイント

通常、咬合器付着後の上下模型は、口腔内の咬頭嵌合位を再現していないため、そのままクラウンを作製すると高いクラウンとなる。そこで、咬合器付着後にシリコンバイトを参照して、作業模型を口腔内と近似した咬頭嵌合位に近づける補正作業を行う。具体的には、咬合器付着後の上下模型の早期接触箇所を、シリコンバイトの穴あき箇所と一致するまで削除する。しかし、削除しすぎると低いクラウンになってしまう。つまり、どの高さで咬頭嵌合位に近づいたと判断し模型調整を終えればよいか、その判断の精度が大切である。さて、どのようにしてその判断を下せばよいのだろうか。

その判断を正確に行うために、筆者はX線画像や歯周チャートが有効だと考えている。苗代らは、スケーリングルートプレーニング前後で咬合力の変化を調べた研究で、「歯周組織の炎症の消退により歯周組織の抗圧性が増加し、咬合力は有意に増加する」としている[15]。また、中村らは、歯の動揺が歯周基本治療後の歯周組織状態に及ぼす影響の研究で、「デンタルプレスケールで測定した咬合接触面積と咬合力は、歯周治療の進行にともない有意に増加した」と報告している[16]。逆の視点から松本は、「デンタルプレスケールを使用し、歯周炎患者において高度な動揺を示す歯は、咬合力及び咬合接触面積が小さくなる」ことを明らかにしている[17]。さらに牧野らは、歯周基本治療における咬合状態の変化に関する研究において、「破壊を受けていた歯根膜中の線維の修復や、炎症性細胞や歯根膜中の液性成分の減少によって、歯周組織の抗圧性が増加し、咬合力の有意な増加が認められたと考えられる。つまり、歯の動揺が増大していると、歯の沈み込み歯根膜感覚受容器を通じて求心性のフィードバックがはたらき、咀嚼力を弱めたものと考える。一方、治療により歯根膜の抗圧性が増すことで求心性に咀嚼力を増大させるフィードバックがはたらいたと考えられる」と述べ、歯周基本治療により患者の咬合力が有意に増加して「咀嚼機能も改善する」ことを明らかにしている[18]。

これらのことから、支持能力の高い健全な歯は、口腔内において生理的動揺以上の動揺が少なく、咬合力も高

3-4 上部構造における力への対応

口腔内の咬頭嵌合位に近づけた作業模型で上部構造を作製した症例（51歳女性）

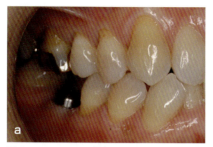 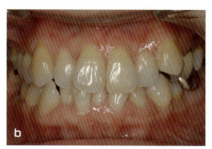 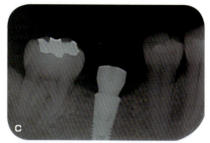

図9-a〜c　患者は6⎤欠損部の補綴を希望。2011年2月、6⎤にオッセオスピード TX（デンツプライシロナ）の直径5.0×長径9.0mmが埋入された。左側では犬歯ガイドはないが、上部構造を作製する右側は側方運動で犬歯ガイドをしていた。

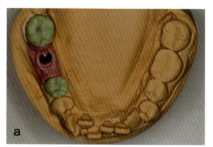 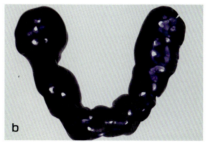 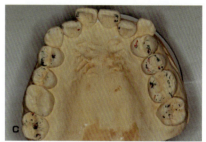

図10-a〜c　2011年5月、上部構造を作製するための作業模型を作製した。咬合器付着前の状態で上下模型のファセット、シリコンバイトの穴あき具合をよく観察した。

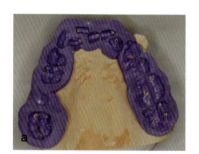 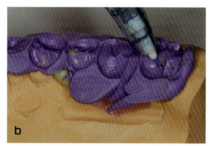 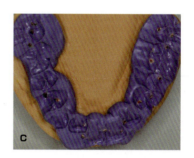

図11-a〜c　上下模型にシリコンバイトの穴あき箇所をマーキングした。

いのは明らかで、患者は動揺といった問題のある歯よりも、健全な歯を主として利用し、日常の咀嚼を行っていると考えられる。

前述のとおり、クラウンの咬合調整の目標は、咬頭嵌合位で歯列全体として均等に咬合接触させること、側方滑走運動時、前方滑走運動時にはクラウン装着前の歯列としての咬合様式を変化させないことである。筆者は、クラウン装着前の咬合力の高い歯が咬頭嵌合位の高さを維持する歯と考えてよいのではないかという考えのもとに、X線画像や歯周チャートから、炎症がなく支持能力の高い（動揺が少なくポケットの浅い）健全な歯を見つけ、その歯がシリコンバイトでしっかり嵌合している（穴が空いている）状態であるか確認している。確認が取れたら、その歯が上下模型上で接触した高さが口腔内の咬頭嵌合位に近いと判断し、模型の削除調整を止めている。6⎤インプラント上部構造の臨床例を以下に示す（図9〜13）。現在、口腔内装着後7年9ヵ月経過しているが、良好な状態を維持している。

3章 インプラントを長期安定に導く

図12 シリコンバイトの観察から、上下の歯の強く接触している箇所と弱く接触している箇所を見極めた後、上下模型の咬合器付着後に口腔内の咬頭嵌合位に近づけるため削除補正を行った。本症例ではインプラント修復部位にもっとも近い残存歯の中で、骨植の良い7̅5̅4̅のシリコンバイトはしっかり穴が空いていた。7̅5̅4̅は口腔内で咬合力の高い歯であることが明白であったため、シリコンバイトの穴あき箇所が上下模型で十分に接触するまで、他の早期接触している部分を削除調整した。7̅5̅4̅が上下で接触後、口腔内の咬頭嵌合位に近づいたと判断して削除補正を止めた。

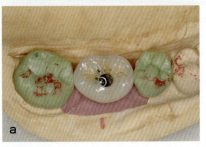 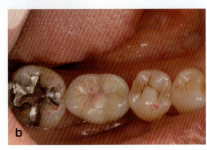 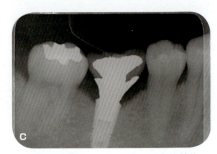

図13-a〜c 口腔内の咬頭嵌合位に近づけた模型上で上部構造を作製。口腔内装着時における咬合調整は微調整で済んだ。口腔内装着後7年9ヵ月経過しているが良好である。

参考文献

1. 太田貴之，谷野之紀，比嘉 昌，大畑 昇．3次元有限要素法を用いたチタンインプラント周囲骨の応力解析：インプラント体の直径と長径の違いが下顎骨の応力分布に与える影響．北海道歯誌 2012；32(2)：156-165．
2. Sekine H, Komiyama Y, Hotta H, et al. Mobility charac- teristics and tactile sensitivity of osseointegrated xture- supporting systems. In van Steenberghe D(eds). Tissue integration in oral maxillofacial recon- struction. Amsterdam : Excerpta Medica, 1986；326-332.
3. 尾澤昌悟．歯根膜を考慮したインプラントの咬合調整．日口腔インプラント誌 2016；29(2)：60-64．
4. 松﨑達哉，松下恭之，古谷野 潔．オーバーロードとインプラント治療の偶発症．補綴誌 2015；7(4)：305-313．
5. 近藤尚知，尾澤昌悟，澤瀬 隆ほか．ポジションペーパー 下顎大臼歯欠損に対しインプラント支持固定性補綴装置による治療介入時に付与すべき咬合様式．日補綴会誌 2016；8(1)：1-9．
6. Tawil G, Aboujaoude N, Younan R. Influence of prosthetic parameters on the survival and complication rates of short implants. Int J Oral Maxillofac Implants 2006；21(2)：275-282.
7. 杉山慎太郎，吉岡 文，尾澤昌悟，武部 純．健常有歯顎者における咬合接触面積が咀嚼能力に及ぼす影響．日咀嚼会誌 2015；25(2)：59-65．
8. 関合弥千，内田圭一郎，佐藤裕二．幾何学解析を用いたインプラント補綴用スクリューの最大耐荷重の妥当性について．日口腔インプラント誌 2011；24(1)：17-22．
9. 前澤周文，若林則幸，横山紗和子，塩田 真，鈴木哲也．インプラント支台クラウンの咬合接触の強さが歯冠および支持骨の応力分布に及ぼす影響．補綴誌 2007；51(3)：582-591．
10. 稲井哲司，許 重人，坪井明人，平松伸一，榎戸明広，久保田江美，井村卓司，鹿沼晶夫，渡辺 誠．インプラント患者の顎関節症例．補綴誌 1998；42(99回特別)：178．
11. 稲井哲司，渡辺 誠，坪井明人，許 重人，佐々木啓一，幸地省子，高橋 哲，山口 泰．口唇・口蓋裂患者の顎裂部骨移植部へ応用したOsseintegrated Implantの臨床評価．顎顔面補綴誌 2000；23：134-135．
12. 松谷善雄，田中昌博，川添堯彬．インプラントの咬合接触高さが顎口腔機能に及ぼす影響：片側臼歯部症例について．日口腔インプラント誌 2003；16(1)：18-31．
13. 松下恭之，佐々木健一，群 英寛，江崎大輔，春日明日香，古谷野 潔．インプラント咬合にエビデンスはあるか？補綴誌 2008；52(1)：1-9．
14. 栗山 寛，長谷川成男，大竹貫洋，田中義浩，折笠健一．咬合調整後のクラウンの咬頭嵌合位における咬合接触．日本顎機能誌 1998；4(2)：153-160．
15. 苗代 明，沼部幸博，鴨井久一．イニシャルプレパレーション前後における咬合力の変化に関する研究．第1報 スケーリング・ルートプレーニング処置前後の変化について．日歯周誌 1994；36(4)：902-911．
16. 中村 陽，中島啓介，村岡宏祐，横田 誠．歯の動揺が歯周基本治療後の歯周組織状態に及ぼす影響．日歯周誌 2009；51(1)：27-37．
17. 松本晃治．感圧測定フィルムの歯周診査への応用．九州歯会誌 1997；51(1)：133-145．
18. 牧野正敬，村岡宏祐，横田 誠．歯周基本治療における咬合状態の変化に関する研究．日歯周誌 2007；49(1)：37-46．

4章

食べることとインプラント

序　文

　マイクロスコープの使用などによって、近年の歯内療法の成績はきわめて高くなり、現代の歯科医療において歯内療法の予後不良が抜歯の理由となることは少なくなっている。しかし、歯内療法的に治癒した歯であっても、すでに失われた残存歯質の不足による restorability の低下と歯根破折リスクは、支台築造と接着技術の進歩にもかかわらずいまだ解決されていない。また、加圧要素から破折リスクを考えると、天然歯列中のインプラントはその複雑な咬合力分散のために、長期的な残存天然歯の破折リスク回避には不十分かもしれない。

　さらに、患者の高齢化にともなううう蝕リスク増加による天然歯の崩壊は大きな問題である。実際に、長期症例において天然歯が崩壊しインプラントのみが残存している症例が散見されている。こうした事態を防ぐためには、初期の治療計画において歯を保存するか抜歯してインプラントに置き換えるかの判断を、1本の歯の予後評価やインプラント自体の予後評価ではなく、歯列全体および咀嚼機能の長期的保全の観点から行うべきだと思われる。

　歯の欠損による咀嚼機能の障害は摂食嚥下障害の原因でもっとも多く、それに対するインプラント治療が有効なことは明らかである。しかし、摂食嚥下障害の原因は、筋・神経系の障害やフレイルなど幅広く、歯科治療よりもリハビリテーションを優先すべき患者は多い。フレイルの予防には、①栄養（食・口腔機能）、②運動（身体活動・運動など）、③社会参加（趣味・ボランティア・就労など）が重要なことがわかっている。われわれはインプラント治療をとおして「①栄養」に貢献することを目指しているが、それと同じレベルで患者の摂食嚥下機能や他の身体機能、社会性を評価し、他職種と連携したうえで、インプラントを含む適切な歯科介入とケアを行うことが現代の歯科医師、歯科衛生士には求められている。

吉谷正純

4-1 非外科的歯内療法の限界

菅田真吾

非外科的歯内療法の成功率

非外科的歯内療法は、Initial treatment と Retreatment に分けられる（図1）。Sjogren らは Initial treatment と Retreatment で予後の違いを評価しており、Initial treatment に分類される歯髄壊死は、根尖病変を有さない場合で96〜100%の成功率、根尖病変を有している場合でも83〜87%と比較的高い成功率を報告した。一方、Retreatment で根尖部に病変が存在する場合はその成功率が38〜65%まで低下すると報告している（表1）[1]。また、Ng らが報告したシステマティックレビューにおいても、Retreatment では平均77%と、Initial treatment と比較し低い成功率が報告されている[2,3]。さらに、Gorni らは Retreatment を解剖学的形態が維持されているグループと破壊されたグループの2群に分けそれぞれの成功率を比較した。解剖学的形態が維持されているグループでは成功率が86.1%であった

のに対し、破壊されたグループでは48.3%と報告した（図2）[4]。以上から Retreatment の場合、従来法による非外科的歯内療法の成功率は決して高くないといえる。

しかし、現代の非外科的歯内療法では、マイクロスコープやコーンビーム CT を用いたより正確な診断や、Ni-Ti ファイルや各種超音波機器、マイクロインスツルメントの開発によって、感染源をより確実に除去できるようになり、精度の高い治療が可能になっている（図3）。

症例を供覧する。患者は29歳男性。耳鼻科より歯性上顎洞炎の疑いにて当院に紹介された。7部は上顎洞底を超えて骨吸収を認めるが、Initial treatment であったため（図4-a、b）、非外科的歯内療法を試みた。術後半年後の CT にて治癒傾向を認める。鼻症状は完全に消失している（図4-c、d）。

2008年のトロントスタディにおいて、マイクロスコープを用いた非外科的歯内療法の成功率は、再根管治療の場合、歯根破折を除くと93%であった[5]。しかし、X 線所見で既存根管充填が適切であるにもかかわらず根尖部

Initial treatment
根尖病変を有している場合であっても、根管内にファイル操作などの処置が施されていないケース（抜髄、歯髄壊死など）

Retreatment
根管内において何らかの処置が施されているすべてのケース

図1　非外科的歯内療法の分類。

表1　根尖病変の大きさによる成功率の差

	根尖病変の大きさ	
	≦5mm	>5mm
歯髄壊死	87%	83%
再根管治療	65%	38%（有意差なし）

再根管治療の場合には、根尖病変の大きさにより成功率に差が生じる傾向にある。

再根管治療の成功率 平均69%
根管内の解剖学的形態が
維持されている場合　86%
（石灰化根管、閉鎖根管、破折ファイル、不完全充填）
破壊されている場合　48%
（トランスポーテーション、根尖吸収、パーフォレーション、ストリッピング、内部吸収）
※根尖病変があると40%まで下がる

図2　再根管治療の成功率は、根管内の解剖学的形態が破壊されており、かつ、根尖病変が存在すると低下する。

4章 食べることとインプラント

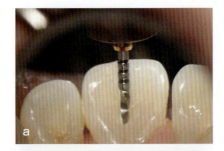
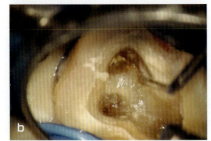
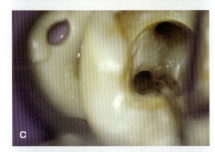
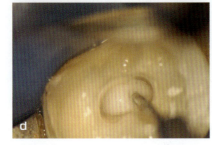

歯性上顎洞炎の疑いのあった症例

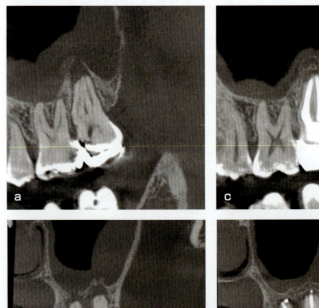

図4-a、b 治療前のCT画像。

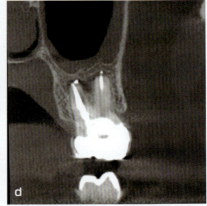

図4-c、d 術後半年のCT画像。

図3-a〜d 現代の非外科的歯内療法。(a)Ni-Tiファイルによる根管拡大、(b)上顎6番の超音波チップによるMB2根管の探索、(c)マイクロインスツルメントによる根管内デブリの除去、(d)音波チップと次亜塩素酸による根管内の洗浄。

に透過像がある場合は、マイクロスコープを用いたとしても再根管治療の成功率は50％であった（表2）。その理由として、難治性の根尖性歯周炎と呼ばれるもの、たとえば水酸化カルシウムに耐性のある真菌[6]や*E.faecalis*[7]などに感染を起こしている、根尖孔外にバイオフィルムが形成された[8]、機械的、化学的にもアプローチの困難な根管側枝やイスムス[9]、フィン[10]が存在する場合などが考えられる。現代歯内療法学においても非外科的療法には限界が存在するといえよう。そのようなケースに対しては外科的歯内療法を検討する必要がある。

外科的歯内療法の成功率の変遷

1970〜1990年代に行われていた歯根端切除術は、切断部分を肉眼で直視できるように根尖周囲の骨を大きく削除し、さらに歯根に対して斜め45°の角度をつけ歯根を切断後、封鎖性の低いアマルガムやIRMを逆根管充填するといった手法であり（図5-a）、成功率は44〜59％程度であった。

1990年代以降、ルーペなどを用いた拡大下でレトロ

表2 根尖病変存在ケースにおける既存根管充填の質による再治療の治癒率の差

関連因子	n	治癒率	P値
既存根管充填の質が適切	22	50%	<0.01
既存根管充填の質が不適切	125	86%	

既存根管充填が適切であったにもかかわらず、根尖病変があった場合の再治療の成功率は、既存根管充填が不適切であった場合と比べて有意に低下する。

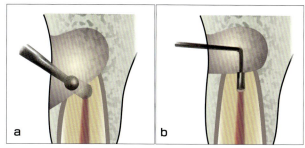

図5-a、b 外科的歯内療法（歯根端切除術）。(a)従来法、(b)モダンテクニック（Endodontic Microsurgery）。

チップなどの器具を用いたコンテンポラリーな術式（図5-b）になると成功率は88％まで上がり、近年ではマイクロスコープを用いた Endodontic Microsurgery により、強拡大下にて感染源を確実に除去した後、生体親和性の高いMTAセメントを用いて精度の高い逆根管充填を行う術式（モダンテクニック）で、その成功率は94％にまで上がると報告されている[11～14]。

外科的歯内療法（モダンテクニック）の術式

モダンテクニックでは、まず、根尖病変部の皮質骨にマイクロミラーが入る最小限の骨削除を行い、骨内の肉芽組織および歯根嚢胞を掻爬する。次に、根尖3mmの位置で歯根を切断除去する。根尖部の側枝および分枝の98％は根尖から3mm以内に存在するため[15]、保存的な歯内療法では取りきれなかった根尖部の感染源を確実に除去することが可能である。この時、切断面に開口する象牙細管数がより少なくなるように、歯根切除は歯軸に対して垂直に行う。従来の方法では歯軸に対して45°の角度で根尖を切断していたため、切断面に露出する象牙細管の数が多くなってしまい、再感染のリスクとなっていた。

根尖切除後はマイクロミラーを用いて歯根舌側やその周囲に感染源の取り残しがないかを確認し、肉芽組織の徹底的な掻爬を行う。そして、超音波レトロチップを用いて逆根管窩洞形成を行う。マイクロミラーを用いて切断面を見ると主根管と根管充填剤が確認できるため、超

表3 外科的歯内療法（歯根端切除術）術式の比較

	従来法	マイクロサージェリー
骨開窓量	およそ8～10mm	3～4mm
歯根切断面のベベル	45～65°	0～10°
根切断面の視認	行わない	つねに行う
イスムスの確認・対処	不可能	つねに行う
逆根管窩洞形成	めったに行わない	つねに行う
逆根管窩洞形成器具	バー	超音波チップ
逆根管充填材料	アマルガム	MTA、super EBA
縫合糸	4-0シルク	5-0 or 6-0 モノフィラメント
抜糸時期	術後7日	術後2～3日
成功率（術後1年）	40～90%	85～96.8%

（参考文献15より引用・改変）

音波チップを用いて根管充填剤を慎重に取り除いていき、主根管に追従した逆根管窩洞形成を3mmの深さで行う。これは確実な感染除去と逆根管充填後の漏洩を防止するための十分な厚みを確保するためである。また、切断面にイスムスや根管側枝、コロナルリーケージなどが確認されるケースでは、染色液を用いて汚染された歯質を徹底的に除去することで再感染のリスクを軽減させる（表3）。

さて、逆根管充填材料については、先に述べたとおりかつてアマルガムが使用されていたが、辺縁漏洩のリスクがあることからモダンテクニックではMTAセメントが用いられることが多い。MTAセメントの特徴は、水硬性セメントのため湿潤下でも使用できる点、硬化膨張

4章　食べることとインプラント

MTAセメントの硬化反応					
ケイ素カルシウム $2(3CaO \cdot SiO_2)$ $2(2CaO \cdot SiO_2)$	+	水和反応 $6H_2O$ $4H_2O$	→	ケイ素カルシウムの水和物 $3CaO \cdot 2SiO_2 \cdot 3H_2O$ $3CaO \cdot 2SiO_2 \cdot 3H_2O$	+	水酸化カルシウム $3Ca(OH_2)$ $Ca(OH_2)$
主成分		水で硬化する →湿潤環境下での操作が可能 封鎖性・抗菌性		硬化体 低水溶性		カルシウムイオンや 水酸化物イオンの持続的放出 生体親和性

図6　MTAセメントの特徴。

|6 の逆根管充填症例

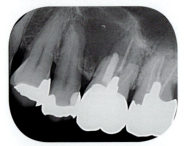

図7-a　デンタルX線所見。|5 と |6 の間に大きな透過像が確認される。

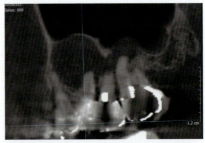

図7-b　CBCT所見。|5 6 7 にまたがる大きい囊胞様骨欠損が確認される。

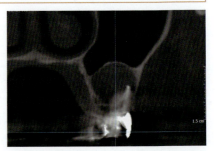

図7-c　|6 のCBCT所見。上顎骨内はほとんど囊胞で満たされ、上顎洞底皮質骨を圧迫している。

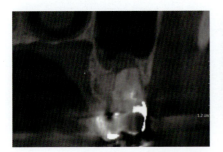

図7-d　|7 のCBCT所見。上顎洞底皮質骨が破壊されている。

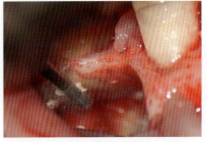

図7-e　Root-end resection（根尖切除）。|6 MB根管を、3mmを基準に口蓋側の掻爬が十分にできる位置で切断した。未処置のMB2根管が確認された。

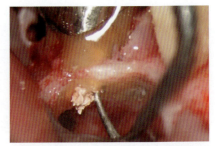

図7-f　Root-end preparation（逆根管窩洞形成）。レトロチップにより3mmガッタパーチャを除去した。

能による辺縁封鎖性の高さ、またアルカリ性で抗菌作用を示す点である。さらに生体親和性も高いため、汎用性が高い（図6）。

　症例を供覧する。患者は58歳女性。|6 7 部の腫脹および自発痛を主訴に来院した。|6 はMB根DB根につながる大きい根尖病変を認めた（図7-a）。|7 相当部の上顎洞底皮質骨は吸収して洞粘膜は肥厚していた（図7-b〜d）。|7 は抜歯。|6 はMB根DB根の歯根端切除を行いMTAセメントによる逆根管充填を行った（図7-e〜j）。1年後のCT所見にて、経過良好である（図7-k、l）。

Endodontics surgery

　従来、歯根端切除術は単に「Apicoectomy（根尖部の切除）」という意味で表現されてきたが、現代歯内療法学ではAAE（米国歯内療法学会）において「Endodontic surgery」という言葉で置き換えられている[16]。その術式は各段階において「Root-end resection（根尖切除、図7-e）」「Root-end preparation（根尖形成、図7-f）」「Root-end filling（根尖充填、図7-g）」と表現されてお

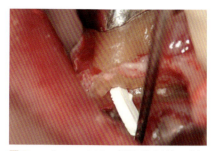

図7-g Root-end filling(逆根管充填)。逆根管充填器を用いてMTAセメントによる逆根管充填を行った。

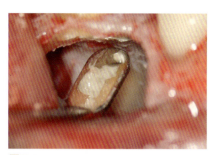

図7-h マイクロミラーによる根尖充填部の確認。MB1、MB2とも緊密に充填されている。

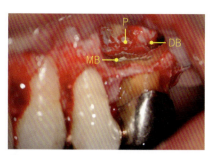

図7-i 手術終了時所見。MB根、DB根は3mm切断した。P根は露出したが処置は行っている。

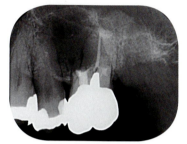

図7-j 術後のデンタルX線所見。MB根、DB根の切断と、嚢胞掻爬部の骨欠損が確認される。

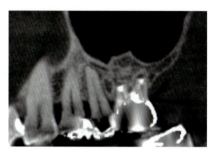

図7-k 術後1年のCBCT所見。6部の骨再生はきわめて良好である。

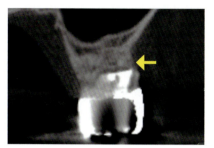

図7-l 術後1年のCBCT所見。MB1、MB2切断面に十分な骨が再生されているのが確認される。

り、単に根尖部の感染源の除去だけではなく、その後の根管系に対するアプローチが細分化されることで、解剖学や病因論に対する理解を深めることができる。さらに、Endodontic Microsurgeryはこれらの過程をマイクロスコープ下で行うことによって、より確実で精度の高い外科的歯内療法を可能にしており、高い予知性が期待できるであろう。

本稿は2015年3月7日北海道形成歯科研究会スプリングセミナー講演を改編したものである。

参考文献

1. Sjogren U, Hagglund B, Sundqvist G, Wing K. Factors affecting the long-term results of endodontic treatment. J Endod 1990；16(10)：498-504.
2. Ng YL, Mann V, Rahbaran S, Lewsey J, Gulabivala K. Outcome of primary root canal treatment: systematic review of the literature - part 1. Effects of study characteristics on probability of success. Int Endod J 2007；40(12)：921-939.
3. Ng YL, Mann V, Rahbaran S, Lewsey J, Gulabivala K. Outcome of primary root canal treatment: systematic review of the literature - Part 2. Influence of clinical factors. Int Endod J 2008；41(1)：6-31.
4. Gorni FG, Gagliani MM. The outcome of endodontic retreatment: a 2-yr follow-up. J Endod 2004；30(1)：1-4.
5. de Chevigny C, Dao TT, Basrani BR, Marquis V, Farzaneh M, Abitbol S, Friedman S. Treatment outcome in endodontics: the Toronto study--phases 3 and 4: orthograde retreatment. J Endod 2008；34(2)：131-137.
6. Waltimo TM, Orstavik D, Sirén EK, Haapasalo MP. In vitro susceptibility of Candida albicans to four disinfectants and their combinations. Int Endod J 1999；32(6)：421-429.
7. Sundqvist G, Figdor D, Persson S, Sjögren U. Microbiologic analysis of teeth with failed endodontic treatment and the outcome of conservative re-treatment. Oral Surg Oral Med Oral Pathol Oral Radiol Endod 1998；85(1)：86-93.
8. Noiri Y, Ehara A, Kawahara T, Takemura N, Ebisu S. Participation of bacterial biofilms in refractory and chronic periapical periodontitis. J Endod 2002；28(10)：679-683.
9. Gu L, Wei X, Ling J, Huang X. A microcomputed tomographic study of canal isthmuses in the mesial root of mandibular first molars in a Chinese population. J Endod 2009；35(3)：353-356.
10. Kim S, Kratchman S. Modern endodontic surgery concepts and practice: a review. J Endod 2006；32(7)：601-623.
11. Rubinstein RA, Kim S. Long-term follow-up of cases considered healed one year after apical microsurgery. J Endod 2002；28(5)：378-383.
12. Tsesis I, Rosen E, Schwartz-Arad D, Fuss Z. Retrospective evaluation of surgical endodontic treatment: traditional versus modern technique. J Endod 2006；32(5)：412-416.
13. Friedman S. Outcome of endodontic surgery: a meta-analysis of the literature-part 1: comparison of traditional root-end surgery and endodontic microsurgery. J Endod 2011；37(5)：577-578；author reply 578-80.
14. Setzer FC, Kohli MR, Shah SB, Karabucak B, Kim S. Outcome of endodontic surgery: a meta-analysis of the literature--Part 2: Comparison of endodontic microsurgical techniques with and without the use of higher magnification. J Endod 2012；38(1)：1-10.
15. Kim S, Kratchman S. Modern endodontic surgery concepts and practice: a review. J Endod 2006；32(7)：601-623.
16. American Association of Endodontists. Guide to Clinical Endodontics. https://www.aae.org/specialty/clinical-resources/guide-clinical-endodontics/(2019年6月24日アクセス)

4-2 失活歯歯冠補綴における残存歯質量と支台築造

黒江敏史

はじめに

歯内療法の進歩により根尖病変の対応は大きく改善したが、歯根破折に代表される補綴関連の問題に関する課題は依然多い。本項では、残存歯質量が少ないケースならびに欠損補綴の支台歯となるケースにフォーカスして考察する。

支台築造の役割

支台築造は機能上コアとポストに分けて考える必要がある。コアは失われた歯冠部歯質を回復し適正な支台歯形態を獲得することが目的である。一方、ポストはコア部分を保持することが目的である。そのため、残存歯質量が十分にあるケースでは、ポストは不要となる[1]。ポストを使用すると歯内療法の再治療が困難になり、歯根破折が起きた場合により重篤な破折様式になることが実験的研究から示されている[2,3]ため、必要性を十分に吟味すべきである。

残存歯質量の評価と獲得

失活歯の強度は残存歯質量によって決まり、歯頚部の歯質(フェルール)が特に重要である。抜去歯を用いた破折抵抗性試験の結果から、フェルールが存在すると破折強度が高くなることが示されている。しかし、アクセスホール以外の歯質が残存したコントロール群の強度には及ばず、これは強度の高い支台築造材料を使っても同じである[2,3]。また、厚さ1mm／高さ2mmのフェルールが2壁以上(欠損補綴の支台歯となる場合は3壁以上)

確保できる場合はポストが不要とされており[1]、ポストの要・不要の判断にはフェルールの評価が不可欠である。

フェルールは重要であるものの、現実の臨床では残存歯質の歯冠側にフェルールを追加することはできない(図1)。もしフェルールを獲得しようとするならば、外科的(歯冠長延長術、意図的再植)もしくは矯正的なアプローチが必要となる。これらの処置によりフェルールを作った場合は、残存歯質ならびに支持歯周組織が代償となり、最終的な状態(骨頂部と根尖の位置、歯冠 - 歯根比)は用いた手法によって異なる(図2)。これらの状態における破折強度を比較した基礎研究によれば、歯冠長延長術を行った場合は破折強度が変わらない[5]か低下し[6]、矯正的に挺出すると向上する[5]ことが報告されている。歯冠 - 歯根比の悪化がより大きい歯冠長延長術ではフェルール獲得による利点が相殺され、強度の観点からは意図と反する結果となる可能性がある。

基礎研究の結果からは矯正的あるいは意図的再植による挺出が推奨されるが、臨床研究では実証されていない。このように、残存歯質が少ないケースにおいては、われわれができることには限界があることを認めなければならない。

ファイバーポストの適応症

金属による支台築造は歯根破折の原因と考えられ、歯根破折を起こしにくい支台築造材料としてファイバーポストが登場した。確かに抜去歯を用いた研究では、金属製のポストと比較して修復可能な破折様式となることが示されている[8]。しかし、破折強度はファイバーポスト群では低くなる[8]。つまり、ファイバーポスト併用支台築造は強度を犠牲にして、再治療の可能性を確保する安全装置として機能していると考えることができる。

4-2 失活歯歯冠補綴における残存歯質量と支台築造

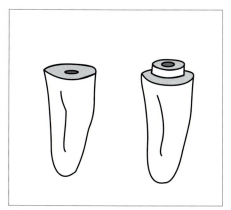

図1　実験的研究におけるフェルールの有無。フェルール効果を調べた実験的研究の多くは、このような条件でフェルールの有無を比較している。臨床の現場では縁上歯質がない歯(右)にフェルールを足して左の状態にすることはできない。右の状態の歯にフェルールを付与するためには、外科的あるいは矯正的アプローチが必要になる。

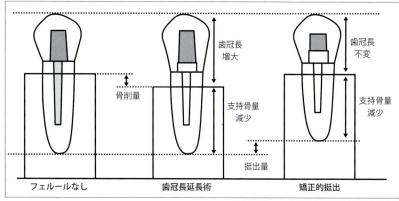

図2　フェルール獲得法による最終状態の違い。フェルールなしの状態から歯冠長延長術でフェルールを作った場合、骨頂部は下がり支持骨量は減少する。歯冠長は長くなるため、歯冠-歯根比は悪化する。一方、矯正的挺出では挺出した分歯根は短くなるが歯冠長は変わらないため、歯冠長延長術と比較して歯冠-歯根比の悪化は小さい。

そもそもファイバーポストに関するメーカー指定の適応症は全周にわたり1〜2mmのフェルールが確保できる歯であり、縁上歯質がないケースは適応外である。もちろん、歯科医師の裁量権でそのようなケースにファイバーポストを使用することは可能であるが、失敗した場合の結果責任は術者にあり材料のせいにしてはいけない。

臨床研究から、残存歯質量が少ないケースではファイバーポスト併用支台築造の失敗(多くは脱離とポストの破折)が増えること、歯根破折が起きる場合もあることが示されている[9]。ファイバーポストは残存歯質の少ない残根に生活歯の強度を与え、なおかつ歯根破折も起こさないといった魔法の材料ではないようである。

歯根の状態と支台築造の剛性との関係

ファイバーポストとコンポジットレジンは弾性係数が象牙質に近似しているため、歯質と同調してたわみ、歯根破折を防ぐと考えられている。しかし、その一方で支台築造が変形すれば歯冠部のマイクロムーブメントが生じてセメントが破壊されるため、支台築造の剛性は高くなければいけないという考えも伝統的にある[10]。ファイバーポストの臨床的失敗で脱離とポスト破折が多いのは、支台築造の剛性が低いことに起因しているかもしれない。

「歯根象牙質と同じようにたわむように」ということは、言うは易しいが実現は難しい。弾性係数が同じでも、物体のサイズ(厚み、直径、長さなど)によって剛性は変化する。たとえば、同じ材料から作られた細い／太い針金は、弾性係数は同一でも、同じ荷重に対して細いほうが大きくたわむ。根管壁が厚い歯根と非常に薄くなった漏斗状の歯根では剛性が異なる。つまり、歯根の状態によって、象牙質と協調してたわむために築造体へ求められる剛性の目標値が異なってくる。そして、根管壁が薄くなるとその分築造体のボリュームは増加し、同じ材料を使ったとしても剛性は高くなる。

つまり、歯根と築造体の剛性はどちらかが高くなれば他者は低くなる関係にあり、マッチさせるのが難しい(図3)。もし仮に歯根と築造体の剛性を合わせることが可能になったとしても、薄いセメント層は歯根と築造体のたわみに追随できないため、おそらく脱離の問題は解決されないと考えられる。残存歯質が少ない場合に、材料によってカバーできる範囲にも限界がある。

欠損補綴の支台歯としての失活歯

単冠での歯冠補綴の場合、歯根破折と重篤な二次う蝕がなければ再治療が可能なため、支台築造体の脱離は直

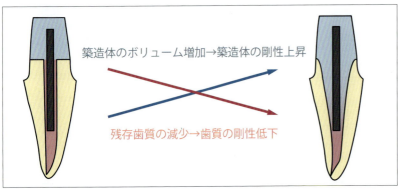

図3 残存歯質と築造体の剛性。歯の大きさは決まっているため、残存歯質量が減少すれば、その分築造体の体積は増加する。同じ材料を使用しても築造体のボリュームが増加すれば、築造体の剛性が上昇して変形しにくくなる。一方、残存歯質量が減少すれば、歯質の剛性は低下する。歯根と築造体の剛性は反比例関係にあるため、残存歯質量が非常に少ない場合はコンポジットレジンとファイバーポストでも歯根の剛性を大きく上回ってしまう可能性がある。

ちに絶対的な失敗にはならない。そのため、脱離しやすくても歯根破折を起こしにくいというファイバーポストの特性は利点となりうる。

しかし、連結冠や欠損補綴の支台歯となる場合は、この特性は欠点となる。ブリッジの支台歯の場合、1本の支台築造が脱離しても他の支台歯でブリッジは保持されるため、脱離に気づかずにう蝕が進行してしまう可能性が高い。もし早期発見できたとしても、ブリッジ全体のやり直しが必要になる。特にロングスパンやフルブリッジの場合は、時間・費用ともに大きな負担となる。支台歯の歯根破折回避の可能性とブリッジ全体のやり直しのリスクが釣り合うかは、科学というよりは術者と患者の価値観に基づく判断となるだろう。

脱離するということはもともとの条件が悪く、再治療できてもまた脱離するリスクはより大きくなるであろうし、1歯の失敗が補綴装置全体の失敗となるため、条件の悪い失活歯を支台歯として含めるかの判断は慎重に行う必要がある。天然歯だけではロングスパンの連結が避けられない場合や、ブリッジ／デンチャーのキートゥースが条件の悪い失活歯であるケースでは、インプラントを併用して支持要素を増やすことで補綴治療の単純化や予知性の向上が期待できる。

まとめ

歯科医療従事者は天然歯を保存することを最優先すべきであるが、条件の悪い失活歯の補綴治療には本項で挙げたような限界があることも認識しておく必要がある。特に欠損補綴において、その限界によって治療の予後が不安視される場合は、インプラントの併用を考慮できれば選択肢の幅が広がる。

参考文献

1. 坪田有史. 支台築造とファイバーコアの現状. 補綴誌 2017；9(2)：94-100.
2. Heydecke G, Butz F, Strub JR. Fracture strength and survival rate of endodontically treated maxillary incisors with approximal cavities after restoration with different post and core systems: an in-vitro study. J Dent 2001；29(6)：427-433.
3. Heydecke G, Butz F, Hussein A, Strub JR. Fracture strength after dynamic loading of endodontically treated teeth restored with different post-and-core systems. J Prosthet Dent 2002；87(4)：438-445.
4. Isidor F, Brøndum K, Ravnholt G. The influence of post length and crown ferrule length on the resistance to cyclic loading of bovine teeth with prefabricated titanium posts. Int J Prosthodont 1999；12(1)：78-82.
5. Meng QF, Chen LJ, Meng J, Chen YM, Smales RJ, Yip KH. Fracture resistance after simulated crown lengthening and forced tooth eruption of endodontically-treated teeth restored with a fiber post-and-core system. Am J Dent 2009；22(3)：147-150.
6. Gegauff AG. Effect of crown lengthening and ferrule placement on static load failure of cemented cast post-cores and crowns. J Prosthet Dent 2000；84(2)：169-179.
7. Martínez-Insua A, da Silva L, Rilo B, Santana U. Comparison of the fracture resistances of pulpless teeth restored with a cast post and core or carbon-fiber post with a composite core. J Prosthet Dent 1998；80(5)：527-532.
8. Zhou L, Wang Q. Comparison of fracture resistance between cast posts and fiber posts: a meta-analysis of literature. J Endod 2013；39(1)：11-15.
9. Naumann M, Koelpin M, Beuer F, Meyer-Lueckel H. 10-year survival evaluation for glass-fiber-supported postendodontic restoration: a prospective observational clinical study. J Endod 2012；38(4)：432-435.
10. Caputo AA, Standlee JP(著), 伊藤秀美, 伊達和博(監訳). 歯科臨床とバイオメカニクス. 東京：クインテッセンス出版, 1995.

4-3 咬合力分散から考える歯根破折リスク

吉谷正純

天然歯列における咬合力分散

歯根破折が論じられる場合、受圧側の因子である残存歯質量や歯根破折強度は議論されるが、加圧因子である（過度な）咬合力は、「ブラキシズムは悪い」という言葉のみで括られてしまうことが多い。しかし歯根破折のリスクを予想するためには、個々の歯やインプラントに加わる咬合力の絶対量や時間要素を把握する必要があると思われる。

熊谷らの研究では[1]、16名の健康な天然歯列を持つ被験者を調べた結果、後方臼歯になるほど咬合力負担量は多くなり、片側の大臼歯は全咬合力の30～40%を負担していた（表1）。平成11年度歯科疾患実態調査においても、歯種別の歯の平均寿命は下顎第2大臼歯が、約51年ともっとも早く喪失することがわかっている[2]。

インプラント混在歯列における咬合力分散

一方、歯根膜を有する天然歯と歯根膜が存在しないインプラントが混在する歯列では、その被圧変位量の違いと上部構造咬合調整法の違いにより、咬合力分散は複雑な挙動を示す。

インプラント上部構造の咬合調整については、いまだ結論は出ていない[3]。吉谷ら[4]は、下顎骨片側遊離端欠損にインプラントを異なる本数配置した有限要素モデルを作成し、インプラント上部構造の咬合調整をシミュレートした後に、歯列全体の咬合力分散を解析した。

天然歯列において7番が欠損しているモデルでは、最後方臼歯である6番の負担量が健常歯列7番と同程度まで増加し、6番7番が欠損しているモデルでは、最後方臼歯である5番の負担量が健常歯列7番と同程度まで増加した（図1）。短縮歯列は、最後方の天然歯（6番あるいは5番）の破折リスクを高めるといえる。しかし、インプラントを欠損歯数と同じ本数配置し7番までの歯列

表1 咬合力負担量の平均値と標準偏差

		咬合力					
		20 %	40%	60%	80%	100%	
咬合力負担量(%)	右側大臼歯	34.1±18.4	35.6±13.5	38.0±11.1	36.2±11.3	39.0±9.6	$P<0.01$
	右側小臼歯	12.5±16.8	9.9±9.0	8.81±7.4	8.3±6.5	7.1±4.4	$P<0.01$
	前歯	16.8±21.2	12.9±13.8	10.3±11.4	10.7±13.0	9.1±10.8	$P<0.01$
	左側小臼歯	8.8±14.2	8.5±10.0	7.6±8.2	7.7±7.0	6.9±6.5	$P>0.05$
	左側大臼歯	27.8±20.0	32.7±18.1	35.1±17.0	35.3±14.9	37.7±11.9	$P<0.01$

デンタルプレスケールを用いて、噛みしめ時の咬合力分散を調べた研究。最大咬合力に近づくほど後方臼歯の咬合力負担割合は増加している。

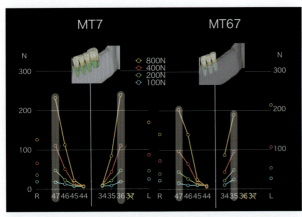

図1　天然歯列7番欠損／6番7番欠損モデルの咬合力分布。総咬合力が100、200、400、800N時の咬合力分散を示す。欠損側の最後方臼歯（MT7では6番、MT67では5番）の咬合力負担は、健側の7番とほぼ同じであった。短縮歯列において最後方臼歯の咬合力負担が増大する。

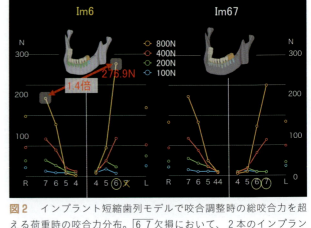

図2　インプラント短縮歯列モデルで咬合調整時の総咬合力を超える荷重時の咬合力分布。「6̄7̄欠損において、2本のインプラントは（Im67）ほぼ左右均等な咬合力分散を示す。1本のインプラントのみでは（Im6）、800Nの総咬合力にて6番インプラントに天然歯の1.4倍の荷重が加わる。

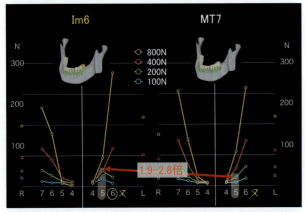

図3　インプラント短縮歯列モデルで咬合調整時の総咬合力を下回る荷重時の咬合力分布。Im6は100N、200Nの総咬合力にて、天然歯短縮歯列（MT7）に比べ、5番の荷重量が1.9～2.8倍となる。

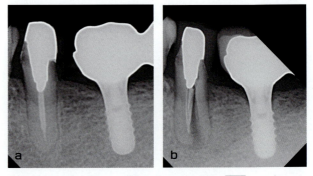

図4-a、b　インプラント隣在天然歯の根破折。「6̄7̄インプラント補綴終了3年後に、「5̄に歯根破折が起きた。上顎は総義歯である。

を回復したモデルは、弱いクレンチングでも強いクレンチングでも天然歯列の咬合力分散に近似した。欠損歯数と同じ数のインプラント埋入が望ましいと思われる（**図2右、Im67**）。

また、何らかの理由でインプラントを6番までしか配置できないインプラント短縮歯列モデルでは、咬合調整時の総咬合力を超える荷重（強いクレンチング）が加わると、6番インプラント部の負担が増加し（276.9N、天然歯の1.4倍）（**図2左、Im6**）、咬合調整時の総咬合力を下回る荷重（弱いクレンチング）が加わると、5番天然歯の負担が増加した（18～36N、天然歯の1.9～2.8倍）（**図3左、Im6**）。

抜去歯の破折強度を調べた研究によれば[5]、1本の歯に36N程度の荷重が加わっただけで歯根破折を起こすとは考えにくい。しかし、時間要素を加味し弱い力でも時間の経過にしたがいダメージが蓄積し障害が出るというTooth Contact Habit(TCH)の概念[6]を考慮すると、絶対量が小さくとも天然歯短縮歯列に比べ2.8倍の負担がかかることは、インプラント隣在天然歯の長期的な破折リスクの回避には不十分かもしれない。

4-3 咬合力分散から考える歯根破折リスク

失活支台歯の歯根破折リスクを考慮したインプラント埋入症例

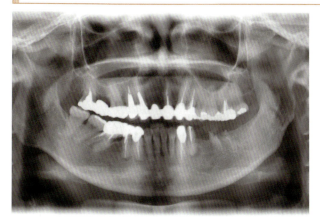

図5　初診時パノラマX線写真。62歳女性。左下ブリッジの脱離を主訴に来院した。4̄に根尖病変、6̄歯根破折を認める。

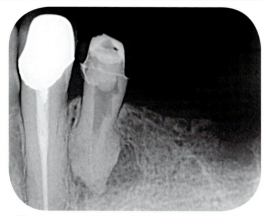

図6　4̄のデンタルX線写真。根管は石灰化し非外科的歯内療法は困難であった。

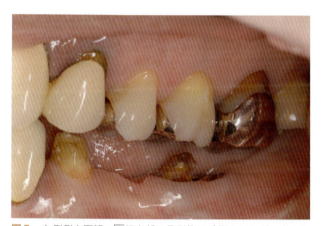

図7　左側側方面観。7̄相当部の骨形態は舌側のアンダーカットが強く、対合歯との垂直的補綴スペースも足りなく、埋入は困難であった。

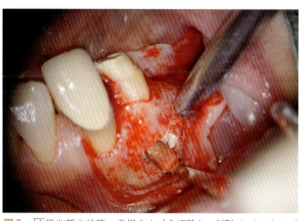

図8　4̄根尖部の状態。歯根を1/2切除し、MTAセメントにて逆根管充填を行った。

失活支台歯の歯根破折リスクを考慮したインプラント埋入症例

　実際の長期症例においては、しばしばインプラント隣在天然歯の歯根破折に遭遇する(図4)。長期症例では、(弱い)咬合力の蓄積とともに、患者の高齢化にともなうう蝕リスクの増悪による天然歯の喪失を想定しておくべきである。天然歯のう蝕リスクと破折リスクを長期管理できるかどうかを適切に判断し、将来天然歯を失った場合、インプラントを追加埋入するのか、カンチレバー上部構造を再作製するのか、義歯を作製するのかなど、あらかじめリカバリー法を考慮した治療計画が重要である。

　症例を供覧する。患者は、62歳女性。5̄ 7̄が欠損し、6̄が要抜歯歯である(図5)。4̄には大きい根尖病変があり(図6)、外科的歯内療法により保存は可能と思われたが、相対的に歯根が短くなることから将来の破折リスクは高く、確実な後方部インプラントによる咬合支持が重要と思われた。しかし解剖学的理由により、7̄相当部への埋入は困難であった(図7)。
　4̄は外科的歯内療法を行った(図8)。6̄は可及的遠心にインプラントを配置するとともに、将来4̄の追加埋入が可能なように、5̄もやや遠心にインプラントを配置した(図9)。4̄歯根端切除部は確実な骨増生を同時に行い(図10、11)、将来のインプラント埋入に備えた。上部構

4章　食べることとインプラント

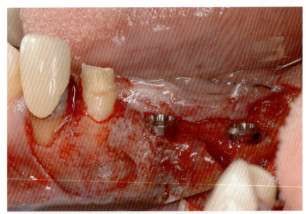

図9　5 6部に埋入したインプラント。4歯根端切除および2本のインプラント埋入を行った。

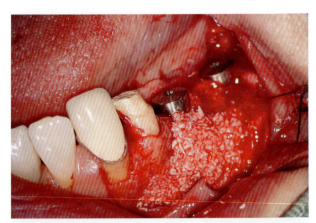

図10　歯根端切除部と5のインプラント埋入部位頬側に骨増生を行った。

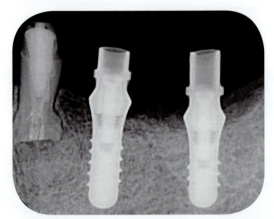

図11　インプラント埋入時のデンタルX線写真。歯根切除部の骨再生、インプラントのインテグレーションともに良好である。

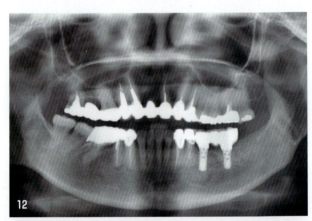

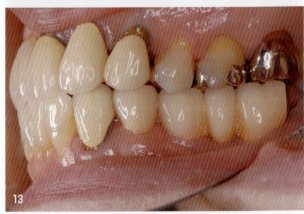

図12、13　上部構造装着後5年時。4の歯根破折は認めていない。インプラント上部構造も安定している。

造は3のガイドを確立して4のガイドを外し、TCHに関する指導を行った。5年後の現在、経過は良好である（図12、13）。

本稿は2013年9月15日日本口腔インプラント学会総会、2015年3月7日北海道形成歯科研究会スプリングセミナー講演を改編したものである。

参考文献

1. Kumagai H, Suzuki T, Hamada T, Sondang P, Fujitani M, Nikawa H. Occlusal force distribution on the dental arch during various levels of clenching. J Oral Rehabil 1999；26(12)：932-935.
2. 厚生労働省．平成11年歯科疾患実態調査の概要．https://www.mhlw.go.jp/topics/0105/tp0524-1.html#kekka（2019年7月10日アクセス）
3. 尾澤昌悟．歯根膜を考慮したインプラントの咬合調整．日口腔インプラント誌 2016；29(2)：60-64.
4. Yoshitani M, Takayama Y, Yokoyama A. Significance of mandibular molar replacement with a dental implant: a theoretical study with nonlinear finite element analysis. Int J Implant Dent 2018；4(1)：4.
5. Ibrahim AM, Richards LC, Berekally TL. Effect of remaining tooth structure on the fracture resistance of endodontically-treated maxillary premolars: An in vitro study. J Prosthet Dent 2016；115(3)：290-295.
6. Sato F, Kino K, Sugisaki M, Haketa T, Amemori Y, Ishikawa T, Shibuya T, Amagasa T, Shibuya T, Tanabe H, Yoda S, Sakamoto I, Omura K, Miyaoka H. Teeth contacting habit as a contributing factor to chronic pain in patients with temporomandibular disorders. J Med Dent Sci 2006；53(2)：103-109.

4-4 インプラント治療と高齢者のう蝕リスク

柴田貞彦

はじめに

近年、中高年の残存歯数は増加傾向にあるが、その中で不幸にして生じた欠損に対してインプラント補綴が応用される機会が増えてくると考えられる。一方、高齢化が進むなか、増加する残存歯のう蝕、とりわけ根面う蝕が口腔保健上の大きな課題となっている。人生100年時代を迎え、天然歯と混在する中高年のインプラント患者においては、長期にわたって残存歯の根面う蝕に対するマネジメントがきわめて重要であると考えられる。

Bratthall[1]はインプラントを応用する際に、なぜ歯が欠損に至ってしまったかを考えることが重要で、う蝕リスクの高いことが判明した場合、それが改善するまでインプラントの適応症にはならないと述べ、う蝕マネジメントの重要性を強調している。図1は、6 5部にインプラント支持の上部構造が装着された55歳の女性の症例であるが、長期間メインテナンスを受けておらず、来院した際には多くの残存歯が二次う蝕に罹患していた。う蝕マネジメントが行われない状態で経過したものと考えられた。

また、Featherstone[2]によれば、う蝕は病的因子と防御因子のバランスが崩れることによって生じるため、これらの因子についてリスク評価法を用いて明確化することは、う蝕をマネジメントするうえで重要であると述べている。リスク評価法の一つであるカリオグラムは、根面う蝕のハイリスク患者を同定するうえで有効であることが示唆されている[3]。本法は、多因子により発生するう蝕の背景をわかりやすく可視化するツールであり、歯科医師の診断を助けるばかりでなく患者の理解を深めモチベーションを高めるうえでもきわめて有用で、当院ではすべての症例に対し、本法を用いてう蝕マネジメントを行っている。本項では、カリオグラムを用いた高齢者のう蝕マネジメント症例を供覧し、う蝕リスクとインプラント治療について考察する。

う蝕マネジメントにより良好に経過中の10年症例

図2は初診時65歳の男性で、審美障害を主訴に来院した。口腔内には上顎前歯の残根を含め、う蝕が散見された。カリオグラムにおけるう蝕回避率は12%とハイリスクであった（図3）。

1 3 4部にインプラント支持のブリッジを、5部にイ

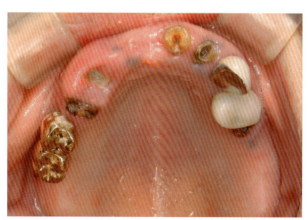

図1 上部構造装着後、まったくメインテナンスを受けていなかった症例。

う蝕マネジメントにより良好に経過中の10年症例

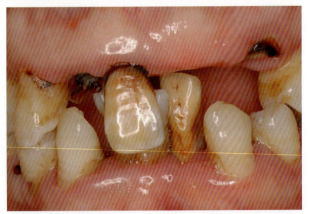

図2 初診時正面観。

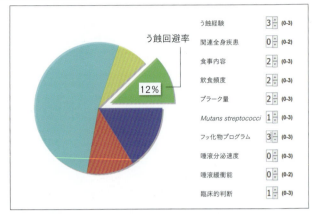

図3 初診時のう蝕リスク評価。う蝕回避率は12％であった。

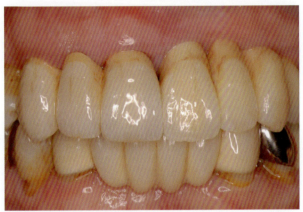

図4 上部構造装着時正面観。

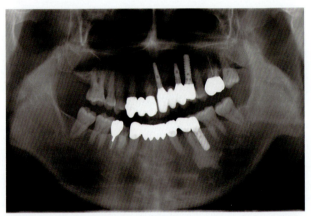

図5 上部構造装着時パノラマX線写真。

ンプラント支持のクラウンを装着した（図4、5）。最終補綴装着時の再評価では、う蝕原性菌の減少、口腔清掃状態の改善、食事内容の改善（特に間食回数の減少）、フッ化物の応用によりう蝕回避率が81％にまで改善した（図6）。う蝕原生菌の減少には、修復治療により細菌の生育場所であるう窩がなくなったことも関与していると考えられた。フッ化物応用はメインテナンス時にフッ化物塗布を行っているものの、ホームケアとして促したフッ化物配合ジェル未使用であったため、再度使用を促した。

定期的なメインテナンスを継続し、10年が経過した。その間 5| を歯根破折で失ったが、75歳の現在もう蝕は生じておらず経過は良好である（図7）。しかし、間食の頻度と Mutans streptococci（以下 MS）が増加し、う蝕回避率は60％と以前より低い値を示した（図8）。詳しく問診すると、以前よりもさまざまな会合に参加し、仲間たちと間食する機会が増えたとのことであった。そこで、カリオグラムを用いて現在う蝕は生じていないが危険な状態であることを説明すると、患者の理解が得られた。将来予測のツールとして本法の有用性を再認識した。

インプラント補綴が う蝕リスク軽減につながった症例

図9は、初診時63歳の女性で、右側上顎前歯部の疼痛を主訴に来院した。部分床義歯（以下 PD）の鉤歯である 2| は根面う蝕が生じており、根尖には歯根嚢胞も認めら

4-4 インプラント治療と高齢者のう蝕リスク

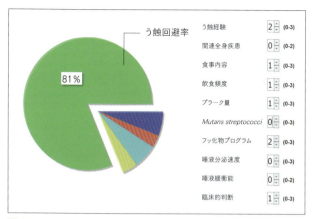

図6 最終補綴装着時のう蝕リスク評価。う蝕回避率は81％であった。

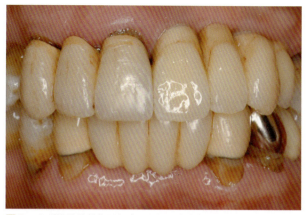

図7 上部構造装着後10年時正面観。患者年齢75歳。

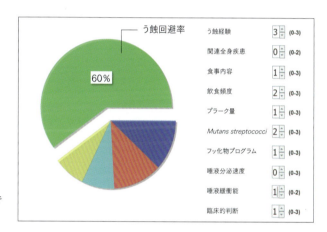

図8 上部構造装着後10年時のう蝕リスク評価。う蝕回避率は60％であった。

れ保存が困難な状態であった。使用中のPDは口蓋部に違和感があるもののなんとか装着しているとのことであった。カリオグラムによるリスク評価では、口腔衛生状態は比較的良好であるもののMSが多く、フッ化物未使用に加え唾液の分泌量が少ない傾向にあり、う蝕回避率は23％と低くハイリスクであった（図10）。これまでう蝕リスクが高いまま修復治療が繰り返され、歯を喪失してきたと考えられた。

2⌋は抜歯し、すでに欠損していた5 3 1|4 6部にインプラントを埋入し、それぞれ上部構造を装着した。7 6|にもインプラント支持の上部構造を装着した。上部構造を装着後約3年の現在、う蝕回避率は93％にまで高まり大きく改善した（図11）。MSの減少、フッ化物の応用、

そして唾液量の増加がリスク軽減につながったと考えられた。特に唾液分泌量の増加は、PDからインプラント支持の上部構造に変わり、よく咀嚼できるようになったことが一因と考えられた。Steele[4]らは、PDを使用する者で清掃状態が悪いケースでは、う蝕原生菌の増加につながり、根面う蝕発生のリスクが高まる可能性を指摘している。本症例では、欠損補綴がPDからインプラントに変わったことがMSの減少につながったのではないかと考えられた。

このように、インプラント補綴によってう蝕リスクが軽減したことは興味深い。患者は現在65歳で高齢者とされる年齢になったが、メインテナンスを通じ、う蝕はまったく生じていない（図12、13）。

4章 食べることとインプラント

インプラント補綴がう蝕リスク軽減につながった症例

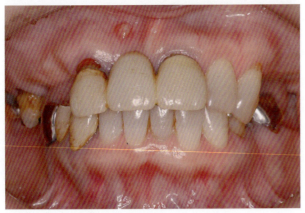

図9 初診時正面観。患者は63歳女性。

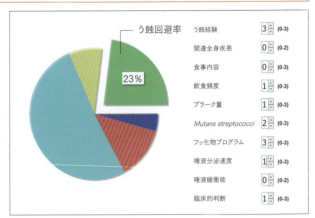

図10 初診時のう蝕リスク評価。う蝕回避率は23％であった。

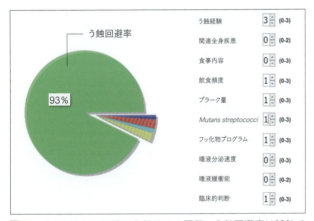

図11 メインテナンス時のう蝕リスク評価。う蝕回避率は93％であった。

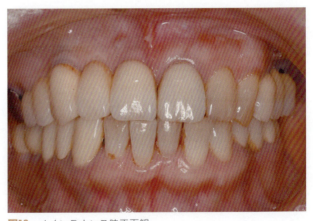

図12 メインテナンス時正面観。

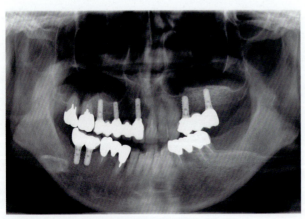

図13 メインテナンス時パノラマX線写真。

う蝕マネジメントに苦慮している症例

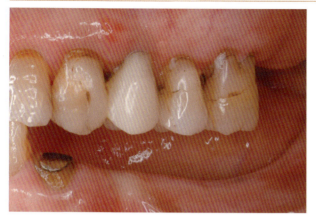

図14 83歳女性のメインテナンス9年経過時正面観。

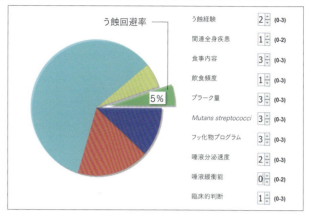

図15 初診時のう蝕リスク評価。う蝕回避率は5％であった。

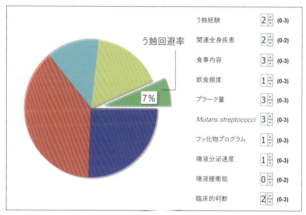

図16 メインテナンス9年経過時のう蝕リスク評価。う蝕回避率は7％であった。

高齢者のう蝕マネジメントの難しさ

Axelsson[5]は、患者は平均的な情報に興味を示さないことから、自己診断を促すことが行動変容に有効であるとしている。その点、カリオグラムは、患者自身の情報を用いたう蝕を理解するための有用な教育ツールである。当院において本評価法の使用は、患者の行動変容を促しメインテナンスに導く、欠くことのできないツールとなっている。メインテナンスのう蝕予防に対する効果はAxelssonの30年研究でも示されている。

Axelssonの患者を引き継いだAndersの症例[6]では、メインテナンス期間42年、90歳という高齢にもかかわらずセルフケアも良好でう蝕は生じていない。高齢者でもリスク予測による予防プログラムをメインテナンスにより しっかり実践すればう蝕マネジメントが十分可能であることを示す症例である。

このように多くの症例はメインテナンスにより良好な結果に導くことができると思われる。しかし、次の症例のようにう蝕マネジメントに苦慮する症例も存在する（図14）。患者は初診時74歳の女性で、う蝕原生菌がきわめて多く、清掃状態は不良、唾液量も非常に少なくう蝕回避率はわずか5％であった（図15）。現在まで9年間にわたり、約月1回の頻度で高濃度のフッ化物応用（フッ化ジアミン銀）を含むプロフェッショナルケアを行ってきたが、最近は認知面での問題や、手指の機能低下、視力の低下によって清掃状態がさらに不良となり、唾液分泌量も低い状態が続いているため、う蝕回避率も7％と相変わらず低い（図16）。メインテナンスに入ってからも充填処置や二次う蝕による歯冠修復の再治療を行ってき

4章　食べることとインプラント

た。今後さらに高齢になり、認知機能の低下が進む可能性をふまえ、訪問診療も含めた診療方針を検討すべき難しい症例である。

まとめ

インプラント治療の前処置としてう蝕リスクをコントロールすることは重要であるが、さらにリスク評価法を

活用した継続的なメインテナンスが、高齢者におけるインプラント治療を成功に導くうえで重要なポイントであると考える。一方、今後のさらなる高齢化にともない、メインテナンスの継続が困難となり、う蝕リスクが上昇する患者もいる。メインテナンスにおいても家族や介護サービス担当者との連携が今後の課題と考える。

本稿は2018年3月18日北海道形成歯科研究会スプリングセミナー講演を改編したものである。

参考文献
1. ダグラス・ブラッタール（著），柳澤いづみ，鈴木 章，眞木吉信（訳編）．カリエスリスク判定の手引き．東京：Eiko Corporation, 1994；72.
2. Featherstone JD. The caries balance: the basis for caries management by risk assessment. Oral Health Prev Dent 2004；2：259-264.
3. Hayes M, Da Mata C, McKenna G, Burke FM, Allen PF. Evaluation of the Cariogram for root caries prediction. J Dent 2017；62：25-30.
4. Steele JG, Sheiham A, Marcenes W, Fay N, Walls AW. Clinical and behavioural risk indicators for root caries in older people. Gerodontlogy 2001；18(2)：95-101.
5. Axelsson P. アクセルソン先生に訊く！予防歯科の現在と未来．デンタルハイジーン 2012；32(1)：42-47.
6. Anders Skoglund（著），熊谷直大（訳）．口腔の健康を生涯守る時代へ スウェーデンからの提言 スウェーデンと日本の歯科医療と口腔の健康の違い．the Quintessence 2014；33(7)：114-123.

4-5 栄養、摂食嚥下、口腔ケアとインプラント治療

荻原宏志

フレイルと口腔の密接な関係

人生100年時代と言われるようになった近年、100歳以上の人口は7万人に届き[1]、2050年には女性の平均寿命は90歳を超えるといわれている。超高齢社会である。しかしながら、皆健康のまま人生の終わりを迎えるわけではない。平均寿命と健康寿命の差は、男性約9年、女性約12年[2]で、その間何らかの介護を要する状態になる(図1)。健常な状態から要介護に至るまでの中間的な状態を、フレイルと呼ぶ(図2)。

フレイルの概念は包括的で多面性を持つものである。低栄養、サルコペニアなどの身体的フレイル、閉じこもりや孤独による社会的フレイル、うつや認知機能低下などによる精神的フレイル(図3)——これらが相互に関係しており、適切な介入、治療を行うことで改善可能なものであるとされるが、放置されることにより要介護状態に移行しやすくなる。筑波大学の追跡研究[3]では「近所付き合いなし」「独居」「社会的活動への参加なし」「経済的困窮」の4項目中2項目に該当する人の約半数が6年後までに要介護になったり死亡したりし、いずれも当てはまらない人と比較して1.7倍のリスクがあるとしている。

たとえば、脳梗塞により入院すると筋力が減少し、歩行障害などの機能障害を起こし、エネルギー消費量が下がり、食欲が低下し、低栄養を引き起こす(図4)。このような負のサイクルに陥ることが、疾患だけではなくさまざまな要因によって起こりうる。それゆえフレイルの前段階であるプレフレイル(図2)と呼ばれる軽微な段階からの治療介入が重要であるといえる。

平成28年国民生活基礎調査[4]で、介護が必要となったおもな原因は「脳血管疾患(脳卒中)」が17.2%ともっとも多く、次いで、「認知症」16.4%、「高齢による衰弱」13.9%、「骨折・転倒」12.2%という結果であった(図5)。脳血管疾患と歯周病の関連、残存歯数と認知症の関連は

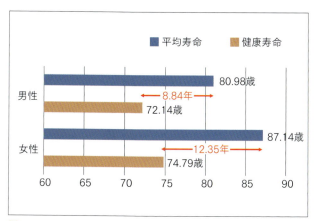

図1 平均寿命と健康寿命の差(男女別)。平均で男性約9年、女性約12年介護を要する状態になる。

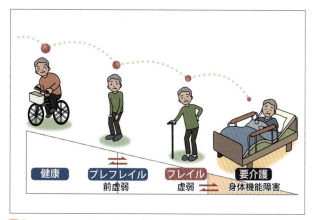

図2 フレイルの位置づけ。(参考文献5より引用改変)

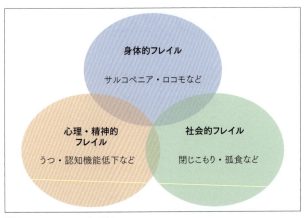

図3 フレイルの多面性。

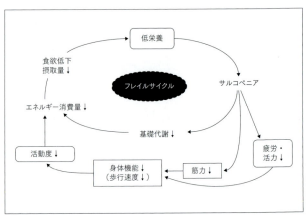

図4 フレイルサイクル。サルコペニアとは加齢による骨格筋量の低下と定義され、副次的に筋力や有酸素能力の低下を生じる（参考文献9より引用改変）。

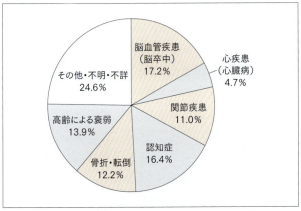

図5 65歳以上の要介護者等の介護が必要となったおもな原因（参考文献4をもとに作成）。

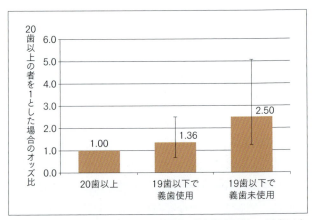

図6 歯数・義歯使用と転倒との関係。転倒経験がない65歳以上の男女 n＝1,763に、3年後、過去1年間に2回以上の転倒経験があるか質問した（参考文献6より引用改変）。

明らかになってきている。また、残存歯数や咬合支持の減少が転倒のリスク増加につながること[6]、さらに補綴的介入により転倒回数の減少がみられること[7]もわかっている（図6、7）。菊谷ら[8]によると、残存歯で咬合維持している者と比較し、臼歯部の咬合が義歯による者では、低栄養リスクとなる相対危険率が1.7倍、臼歯部の咬合が喪失している場合は3.2倍だったという報告がある（図8）。フレイルサイクルに陥るきっかけに口腔は密接にかかわっているといえる。

このような観点から、歯科医師は、う蝕や歯周病により歯や咬合を失い咀嚼機能が低下する器質的・形態的な障害を第一の治療ターゲットとしている。

IOD装着により社会性の低下を防ぐことができた症例

症例を提示する。初診時70歳の女性は、歯根破折により下顎前歯を失い、下顎は7̄が残存（図9）。カラオケが趣味で毎日のように通っていたが、前歯喪失をきっかけに義歯が浮き上がるようになった。義歯安定剤も使用したが改善に限界があり、発音の悪化と人前で義歯が浮いてくることを気にして、カラオケも行かなくなった。さらに固いものも食べられなくなったことから、インプラント治療を決意された。

3̄|3部にインプラント埋入し、locator attachmentに

4-5 栄養、摂食嚥下、口腔ケアとインプラント治療

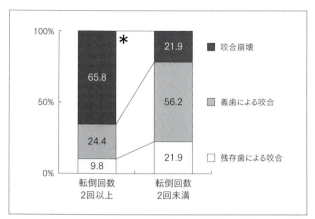

図7 自立歩行可能な認知症高齢者の咬合状態と1年間の転倒回数。調査対象は、男性42名、女性104名の認知症高齢者（平均82.2歳）。咬合崩壊している者50名、義歯により咬合が得られている者69名、残存歯により咬合が得られている者27名の、1年間の転倒回数を調べた。1年間に2回以上転倒したグループでは、1年に1回以下しか転倒していないグループに比べ、咬合が崩壊している者が有意に多かった（参考文献7より引用改変）。

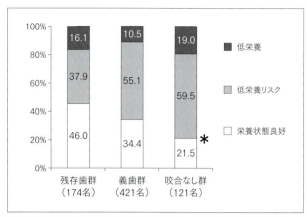

図8 MNA-SF（簡易栄養状態評価表）による栄養状態の評価と咬合状態との関係。平均年齢83.2±8.6歳の716名が対象。低栄養状態の者95名、低栄養リスクのある者370名、栄養状態が良好な者251名の咬合状態を調べた。義歯群で1.7倍、咬合なし群で3.2倍の低栄養リスク（参考文献8より引用改変）。

IOD装着により社会性の低下を防ぐことができた症例

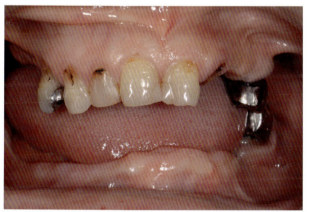

図9 70歳女性。下顎前歯喪失をきっかけに義歯使用が困難になり、外出や友人との食事を避けるようになった。

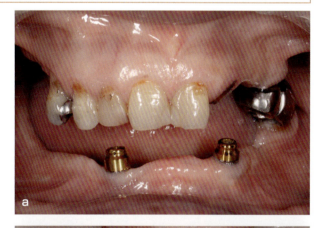

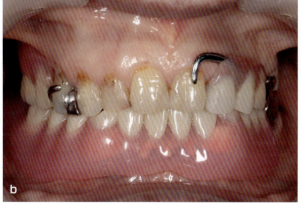

図10-a、b IOD装着後、友人との外食も増えカラオケ大会にも参加。積極的に外出するようになった。

よるインプラントオーバーデンチャー（以下IOD）を装着した（図10）。6年経過した現在、大部分の食物を問題なく食べられ、毎日カラオケに行き大会にも参加している。

皆と一緒のものが食べられない、話したり歌ったりすることが不便になるといった小さな社会性の低下がフレイルサイクルの入口となる。本症例では経済的理由からインプラント治療は下顎のみとなったが、咬合と咀嚼機

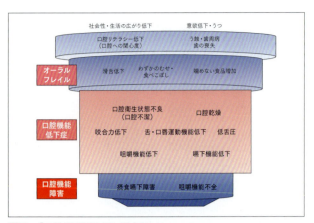

図11 「口腔機能低下症」概念図。

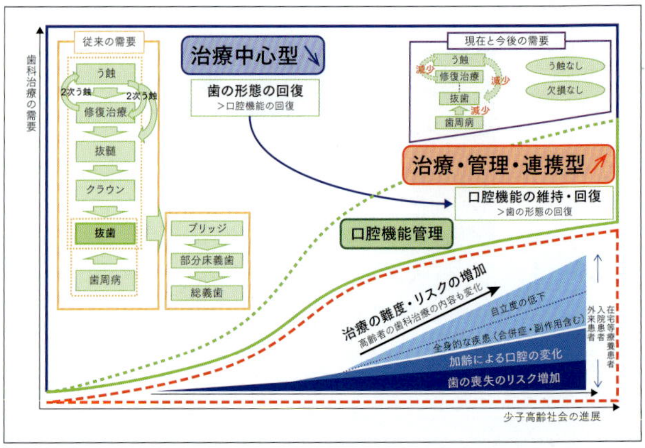

図12 歯科治療の需要の将来予想(イメージ)。治療中心型から治療管理連携型へシフト。

能の回復だけではなく社会的参加が促された部分においても、この治療は非常に有効であった。治療により得られた咬合、咀嚼機能が適切な管理によって維持されることにより、加齢が進んだときに栄養状態の保全、骨折転倒のリスクに対して有利にはたらくことは明白であろう。

食支援の重要性

　欠損補綴難症例におけるインプラントの有用性は明らかであるため、インプラントにかかわる多くの歯科医師は、形態を回復し、歯列を回復し、咬合を長期維持することで治療が完結したと認識するかもしれない。

　しかし、加齢とともに歩く、物を持ち上げるといった全身的な運動機能が低下するように、歯やインプラントが残っていても噛めない、飲み込めない、むせるといった運動性の問題が出てくるようになる。

　オーラルフレイルは、フレイルの一つの形であり口腔の衰えである。滑舌低下やわずかなむせ・食べこぼしなどにみられる症状を「オーラルフレイル」、口腔機能の低下を疾患としてとらえ、その診断基準を整理し、歯科的対応ができるようにしたものが平成30年度に保険導入された「口腔機能低下症」である(図11)。高齢化の進行により、歯科治療の需要は歯の形態回復に重きを置く治療中心型から、口腔機能の維持・回復が中心である治療・管理・連携型へとシフトしてきている(図12)。

　運動性の問題がある場合は、インプラント治療のような形態の回復のみではなく、舌圧訓練や頭部挙上訓練などの、口腔周囲筋・嚥下関連筋の運動機能訓練が必要となることを認識しなくてはならない。そして運動機能の十分な回復が見込めない状態になれば、食形態の調整や食事における体位、食事時の環境整備や見守り、食事介護などの代償的・環境改善的アプローチが必要になる(図13)。しかしこれは歯科単独で行えるものではない。介護保険制度において経口維持加算が算定できるようになり、介護施設では入所者に対し多職種による食事の観察、いわゆるミールラウンドを行うところが多くなってきた(図14)。そこには介護スタッフのほか、医師・看護師・言語聴覚士・栄養士・歯科医師・歯科衛生士など複数の職種がかかわっている。

　しかしながらさまざまな病院や施設の形態において、いつでもどこでもすべての職種がそろい、カンファレンスを行い、適切な対応や治療を行うことができるわけではない。われわれが口から食べるための「食支援」で求められているのは、歯周病管理やう蝕リスク管理、補綴的介入など歯科専門職としての対応のみならず、transdisciplinary(医療者が状況に応じてその役割を変化させる)——柔軟な対応と、それを行うための自身の職種の範囲を少しだけ超えてカバーできる基本的知識と技能である。

| 4-5 栄養、摂食嚥下、口腔ケアとインプラント治療

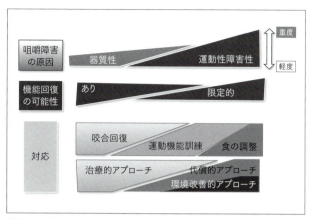

図13 高齢期における口腔機能障害(咀嚼障害)に対する考え方。一般的な歯科治療だけではなく機能訓練や食事時の支援が必要になってくる。

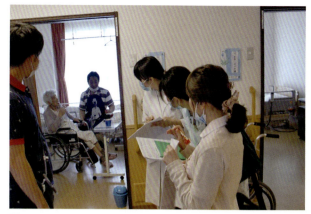

図14 ミールラウンド風景。多職種による食事の観察とその後のカンファレンスにより、入居者への食支援を行っている。

義歯作製および摂食機能訓練により低栄養が改善した症例

藤野智佳子

ここでは、低栄養の患者に対して、義歯の作製および摂食機能訓練により栄養状態の改善を得た症例を報告する。

患者は86歳男性。「奥歯がなく、形のある食べ物が食べられない。大好きな豚肉の野菜炒めをもう一度食べたい」を主訴に、入所施設より訪問診療依頼を受けた。患者は在宅にて妻を介護していたが、誤嚥性肺炎にて入退院を繰り返し、特別養護老人ホームに入所した。入所時のBMIは16.0。血清アルブミン値は2.5g/dLと急性疾患の際に重篤な合併症を起こすといわれている値である3.5g/dLを大きく下回り、低栄養状態であった。

訪問診療下でう蝕治療を行い、下顎義歯を装着し咀嚼機能の改善を行うと同時に、口腔ケアと嚥下評価を行った。嚥下評価のうち機能的評価では、嚥下反射の機能はあるが、咳嗽反射が弱く、誤嚥に気付かない可能性が示唆された(図15)。誤嚥リスクが高いと判断し、まず食形態と一口量の調整を慎重に行った。ゼリーとの交互嚥下や濃いトロミを使用し、食事時の姿勢に注意しながら、経過観察を行った。1ヵ月間誤嚥が起きないことを確認した後、ミキサー食から軟飯・極きざみ食へと食形態を1段階レベルアップし、さらに経過観察を行った。その間の口腔ケアは、スポンジブラシで口腔粘膜を清掃した後吸引ブラシを使用し、誤嚥しないようプラークを除去する術式で実施し、口腔内の清潔な状態の確保と保湿を行った(図16)。

その後、血清アルブミン値が30g/dLとある程度栄養状態が改善した時点で口腔機能訓練を開始した。発

機能的評価
* 嚥下反射の機能はあるが、咽頭の知覚が弱く誤嚥に気付かない可能性あり
* 食事形態に問わず誤嚥のリスクあり

食形態的評価
* 常食は口腔内で散らばるため、ゼリーとの交互嚥下で摂食可能
* 汁物は濃いトロミを使用
* 栄養補助食品はゼリー形態にして提供

図15 嚥下評価結果。ミキサー軟飯・きざみ食へ1つレベルが上がった。

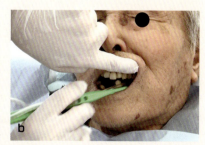

図16-a、b 歯科衛生士による吸引ブラシを使った専門的口腔ケア。

声訓練にて、ゆっくり「さいたさいたさくらがさいた」など、はっきりと大きく口を開けて発声することで、口輪筋や舌のリハビリを行った（図17）。最初はかすれ声を発するだけで精一杯だったが、徐々に聞き取りやすい声で発声できるまでに改善が認められた。また、機能訓練開始前に義歯を装着したことで、機能訓練の幅も大きく広がり、それにともない回を重ねるごとに改善が認められた。

最初の嚥下評価から5ヵ月後の4回目の嚥下評価では、副食はまだ一口大だが、患者の主訴でもあった豚肉の野菜炒めを食べることができ、嬉しそうな笑顔を取り戻すことができた（図18）。普段も痰がらみがあり、咳をしていて、熱発しては入退院を繰り返していたが、しっかりと嚙める口腔内環境を整え、口腔ケアと口腔機能訓練を行うことで、熱発の減少、食形態のレベルアップができた。長くこの方にかかわらせていただいたわれわれも大変嬉しく、入所先の職員たちとともに寄り添うことができて良かったと実感した。

現在、体重は9.3kg増加し、BMIも16.0から19.6に改善した。食形態はさらにレベルアップし、常食を自力摂取できるようになった。要介護度は4から3へ、日常生活自立度もⅡaに改善した（図19）。 2.9g/dLだっ

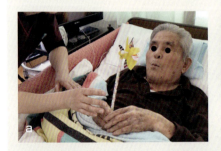
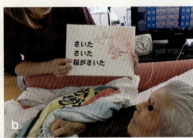

図17 歯科衛生士による口腔機能訓練。（左）ブローイング訓練、（右）発声訓練。ブローイング訓練は、口すぼめ呼吸（鼻から吸って口から吐く）を行い、呼吸のコントロールを改善させ、痰や誤嚥物の喀出を促すことが目的。ロウソクの炎を消すように口をすぼめてゆっくり息を吐き出させる。肺機能、鼻咽腔の閉鎖機能の強化に役立つとともに口唇の訓練にもなる。

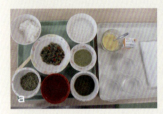
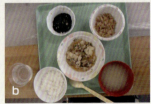
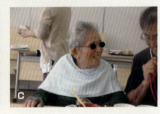

図18 初診から5ヵ月4回目の嚥下評価。(a)主食：お粥 副食：極刻み食・栄養補助食品から、(b)主食：米飯・副食：常食（ひと口大）へとなり、嬉しそうな笑顔を見せる患者(c)。

	介入前	介入後
要介護度	4	3
認知症高齢者の日常生活自立度	Ⅲa	Ⅱa
食事	自力摂取	自力摂取
食形態	ミキサー食	常食
口腔内状況	清掃良好	清掃良好

図19 患者状態の介入前後での比較。体重は9.3kg増加、BMIは16.0から19.6に改善。食事も自力摂取、常食になった。それにともない要介護度は4から3へ、日常生活自立度もⅡaに改善した。血液データ（図20）も改善されている。

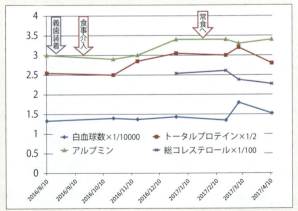

図20 栄養状態・血液一般および生化学検査の推移。初診時2.9だった血清アルブミン値は、義歯の作製および機能訓練などの実施にともない3.5付近まで上昇。それにともない熱発の回数も減少している。

た血清アルブミン値は3.5g/dLまで上昇した(図20)。患者は固形食を食べたいという希望が叶い、しっかり噛んで、質・量ともに改善した食事を楽しんでいる。熱発はほぼなくなり、充実した毎日を過ごされている。

本症例をとおし、インプラントや義歯などで臼歯部の咬合を確立させ、口腔ケアにより口腔内環境を整え、口腔機能訓練を繰り返し実施していくことの重要性をあらためて認識した。あきらめていた食事をもう一度食べることができた患者の喜びを共有でき、また、その陰で多くの専門職どうしによる協力を実感できた(図21)。貴重な体験をとおして、たくさんのことを学ばせていただいた。本当に感謝している。

本稿は第48回日本口腔インプラント学会学術大会ヒューフレディ賞受賞講演を改編したものである。

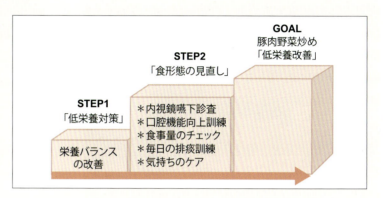

図21 可撤性義歯作製後の専門職での食支援の取り組み。豚肉の野菜炒めが食べられることを最終ゴールに設定し、ステップ1では栄養バランスの改善、ステップ2では歯科医師による口腔内診査と内視鏡下での嚥下評価後、歯科衛生士による専門的口腔ケアと口腔機能向上訓練を行った。管理栄養士は食事量のチェック、看護師は誤嚥時に自力で痰を口外に出す力をつける排痰訓練、介護士は身の回りの世話や気持ちのケアなど、専門職がそれぞれの役割を継続した。

インプラント患者の訪問診療における管理のために

インプラント患者に対して、咀嚼機能とメインテナンス環境を維持し続けることは重要であるが、困難でもある。

訪問診療の現場では、8020を達成しているものの、多数歯がう蝕で歯冠崩壊し咀嚼機能を失っている患者に遭遇することは珍しくない(図22)。インプラントと天然歯が混在する患者でも、その多くが天然歯にう蝕の問題を抱え、一方でインプラントは崩壊せずにそのままの状態で残存している(図23)。

平成28年歯科疾患実態調査[10]では、インプラント治療を受けた高齢者の率は年齢が若いほど増加し、65～69歳では4.6%となっており、インプラント治療が広く認知されている現在、この数値は今後割合が増加していくことが考えられる(図24)。また、日本口腔インプラント学会における2016年の調査報告書[11]では、要介護となり訪問診療を受けている患者のうちインプラントを有している患者は3%であるが、そのうちセルフケアができない患者は半数以上の56%、全体では71%に達している。しかし、インプラント治療を実施している歯科医師の中で訪問診療を行っている者の割合は約3割であり、施術したインプラント患者を最期まで管理することは非常に難しいことがわかる(図25)。一方、インプラント手術を実施している歯科診療所の割合は全体の約2割とまだ少なく(図26)[12]、訪問診療を行う歯科医師にもインプラントへの対応能力の向上に努め、他職種へのケア指導管理を行うことが求められる。

口腔清掃が不十分なケースや、残存天然歯やインプラント上部構造が崩壊し咬合が崩れたケースでは、管理しやすいIODへ設計変更するなど環境整備を検討することも必要だろう。田中[13]はその必要度をインプラントオーバーデンチャー設計変更必要度レベル評価(NSO評価)として提唱している(図27)。

また、施術の段階において、年齢とともに変化する口腔内環境に対する清掃性を考慮したり、65歳以上になると収入が5割弱に減り経済的条件が厳しくなること(表1)[14]や、さまざまな疾患に罹患するリスクが高まり外科的治療を行えなくなる可能性を考慮し、再治療のリスクを極力少なくした治療を計画することも大変重要であるといえる。

4章 食べることとインプラント

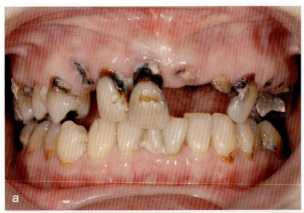

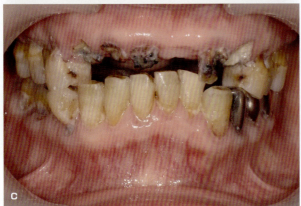

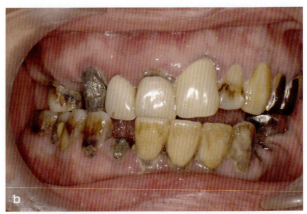

図22-a〜c 訪問診療で見られた在宅療養患者の口腔内。(a)74歳：残存歯26本、(b)84歳：残存歯24本、(c)91歳：残存歯26本。いずれも8020を達成しているが、多数歯う蝕により問題が生じている。

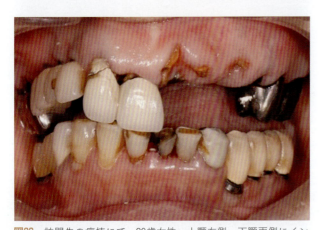

図23 訪問先の病棟にて。80歳女性。上顎右側、下顎両側にインプラント治療が施されているが、残存歯はう蝕、歯根破折、補綴装置脱離などの問題を抱えていた。

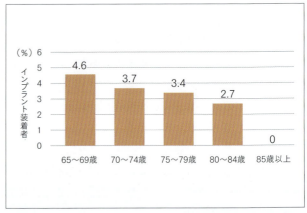

図24 高齢者におけるインプラント装着者の割合(全体)。今後、インプラントを装着した高齢者の割合は増加していくことが予想される(参考文献10をもとに作成)。

4-5 栄養、摂食嚥下、口腔ケアとインプラント治療

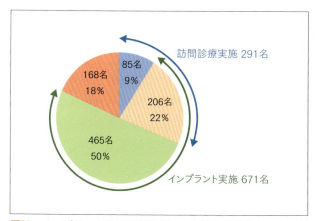

図25 インプラント施術歯科医師のうち訪問診療を行う者の割合。調査対象者924名は、日本口腔インプラント学会、日本老年歯科医学会、日本補綴歯科学会の代議員または専門医。インプラント治療を行っている歯科医師のうち、訪問診療も行っている者は約3割であった。

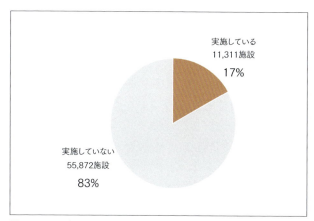

図26 インプラント実施施設の割合（平成23年）。n＝67,183。（参考文献12をもとに作成）。

```
1. 口腔清掃（舌や口腔周囲を含む）         4. 口腔機能（含嗽、嚥下等）
   不良 ←――――――→ 良              低下あり ←――――――→ 問題なし
        5  4  3  2  1                        5  4  3  2  1

2. 顎堤吸収度または咬合支持数（天然歯の場合）  5. 認知・理解能力不足
   高度 ← 中程度 → 軽度（顎堤吸収）       傾向あり ←――――――→ 傾向なし
   少ない ←――――――→ 多い（咬合支持数）       5  4  3  2  1
        5  4  3  2  1

3. 手の不自由さ（巧緻性低下）              6. ADL（日常生活動作）
   あり ←――――――→ なし              問題あり ←――――――→ 問題なし
        5  4  3  2  1                        5  4  3  2  1
```

6つの各項目のスコアの合計によりレベル度が4段階で評価される。実際にはこれに年齢と予想される介護者の協力度を加味して行う

	レベルⅠ	レベルⅡ	レベルⅢ	レベルⅣ
スコア合計	10～14	15～19	20～24	25～30

※スコア合計10未満は必要なしと判定

レベルⅠ：設計変更の検討が必要　　レベルⅢ：設計変更を推奨
レベルⅡ：設計変更が望ましい　　　レベルⅣ：設計変更が必要

※認知、理解能力についえは、認知症になると新規の義歯に慣れるのは困難となるため、傾向の段階でインプラントオーバーデンチャーにすることが推奨される

図27 インプラントオーバーデンチャー設計変更必要度レベル評価（NSO評価）。

表1　高齢者世帯の平均所得

区分	平均所得金額（平均世帯人員）	平均等価可処分所得金額
高齢者世帯	297.3万円(1.53人)	211.6万円
その他の世帯	644.7万円(2.98人)	307.7万円
全世帯	541.9万円(2.57人)	286.0万円

65歳以上の高齢者世帯は、その他の世帯（全世帯から高齢者世帯および母子世帯を除いた世帯）と比べ所得が約半分になる。（文献14より引用改変）。

おわりに

健康長寿のための3つの柱には、①栄養（食・口腔機能）、②運動（身体活動・運動など）、そして③社会参加（趣味・ボランティア・就労）がある。

インプラント治療は、「栄養（食・口腔機能）」に明らかに貢献する。しかしそれだけでは不十分なことも明らかである。インプラントを有効に利用しながら、運動能力の評価と適切なリハビリテーション、障害の背景にある社会的、精神的問題を多面的に捉えて適切に介入し、多職種と協働しながら、患者に向き合える力量とつながりを持つことが今のわれわれに求められている。

本稿は2018年3月17日北海道形成歯科研究会スプリングセミナー講演を改編したものである。

参考文献

1. 厚生労働省．報道発表資料 百歳の高齢者へのお祝い状及び記念品の贈呈について（平成30年9月14日）．https://www.mhlw.go.jp/stf/houdou/0000177628_00001.html（2019年7月8日アクセス）
2. 厚生労働省．第11回健康日本21（第二次）推進専門委員会資料．https://www.mhlw.go.jp/stf/shingi2/0000196943.html（2019年7月8日アクセス）
3. Yamada M, Arai H. Social frailty predicts incident disability and mortality among community-dwelling Japanese older adults. J Am Med Dir Assoc 2018；19(12)：1099-1103.
4. 厚生労働省．平成28年国民生活基礎調査．https://www.mhlw.go.jp/toukei/saikin/hw/k-tyosa/k-tyosa16/index.html（2019年7月8日アクセス）
5. 飯島勝矢（監修）．フレイル予防ハンドブック．東京：東京大学高齢社会総合研究機構．
6. Yamamoto T, Kondo K, Misawa J, Hirai H, Nakade M, Aida J, Kondo N, Kawachi I, Hirata Y. Dental status and incident falls among older Japanese: a prospective cohort study. BMJ Open 2012；2(4)：e001262.
7. Yoshida M, Morikawa H, Kanehisa Y, Yan Z, Taji T, Akagawa Y. Relationship between dental occlusion and falls among the elderly with dementia. Prosthodont Res Pract 2006；5(1)：52–56.
8. Kikutani T, Yoshida M, Enoki H, Yamashita Y, Akifusa S, Shimazaki Y, Hirano H, Tamura F. Relationship between nutrition status and dental occlusion in community-dwelling frail elderly people. Geriatr Gerontol Int 2013；13(1)：50-54.
9. 厚生労働省．「日本人の食事摂取基準（2015年版）策定検討会」報告書．https://www.mhlw.go.jp/stf/shingi/0000041824.html（2019年7月8日アクセス）
10. 厚生労働省．平成28年歯科疾患実態調査．https://www.mhlw.go.jp/toukei/list/62-28.html（2019年6月19日アクセス）
11. 日本口腔インプラント学会研究推進委員会．歯科訪問診療におけるインプラント治療の実態調査．http://www.shika-implant.org/publication/investigation.html（2019年6月19日アクセス）
12. 厚生労働省．平成23年（2011）医療施設（静態・動態）調査・病院報．https://www.mhlw.go.jp/toukei/saikin/hw/iryosd/11/（2019年7月8日アクセス）
13. 田中譲治．インプラントオーバーデンチャーの基本と臨床．磁性アタッチメントを中心に．東京：医歯薬出版，2012.
14. 厚生労働省．平成27年国民生活基礎調査の概況．https://www.mhlw.go.jp/toukei/saikin/hw/k-tyosa/k-tyosa15/index.html（2019年6月19日アクセス）

エピローグ

　70歳の純さんは長らく勤めていた会社を退職して5年が経ちました。今は町内会の役員をしながら、週に1回のパークゴルフを楽しんでいます。お酒と硬いおせんべいが大好きです。糖尿病と脂肪肝をかかりつけの内科から指摘されていますが、晩酌はやめることができません。奥さんにいつも怒られています。お口の中を拝見しましょう(図1)。とてもきれいで、むし歯や歯周病の兆候はありません。1年に1回のメインテナンスをお願いしました。

　奥様のミサ子さんは67歳になります。純さんに誘われて嫌々パークゴルフに付き合っていますが、趣味は編み物でどちらかというと家にいるほうが性に合っています。でも、仲の良いお友達とのおしゃべりは何時間でもできます。甘いキャンディーや和菓子が大好きです。お肉はあまり食べることはありません。昔から貧血に悩まされています。お口の中を拝見しましょう(図2)。適合の悪い差し歯がむし歯になったり、根が折れていたりしました。噛み合わせもすれ違っていて入れ歯も難しそうです。純さんの応援もあり、がんばってインプラントによる治療を行いました(図3)。

　食事内容は劇的に改善しました。バランス良い食事のおかげで貧血も改善しています。パークゴルフはやっぱり好きにはなれないけど、ご主人と仲良く続けています。3ヵ月に1度のメインテナンスをお願いしました。お二人とも幸せに過ごされていました。

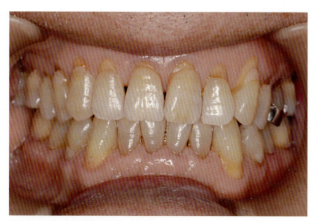

図1　純さんの口腔内。

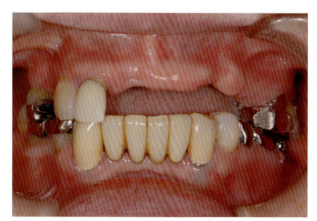

図2　ミサ子さんの口腔内。

4章　食べることとインプラント

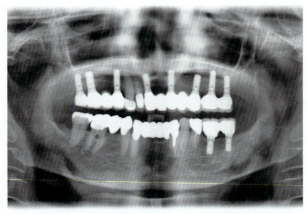

図3　ミサ子さんの治療終了時。

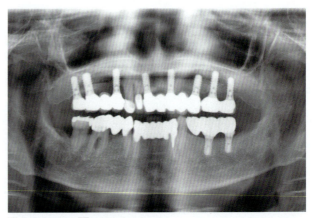

図4　15年後、|4のみを失った。

　15年後、純さんは胃がんを患いました。化学療法中の体力低下が著しく、自立した生活を送るのが難しくなりました。歯は揃っていても飲み込みが悪くなり、誤嚥と熱発を繰り返すようになりました。お口からの摂食を中止し、経静脈栄養と口腔ケアを行ってきましたが、誤嚥性肺炎を止めることができず、残念ながらお亡くなりになりました。

　同じ頃、ミサ子さんもまったく同じ胃がんを患いました。手術と化学療法は最後まで乗り切りましたが、その間に認知症を発症しました。外出することはなくなり、おしゃべりもほとんどしなくなりました。|4をむし歯で失いましたが、上部構造をカンチレバーに改造し対応しました。|7のインプラントはたまに腫れることがありますが、ケアで対応しています。認知症はゆっくり進んでいますが、お口から食べることはしっかりできています（図4）。さまざまな人達の支援を受けて、今も穏やかに過ごされています。

　本稿は平成30年10月27日日本口腔インプラント学会東北北海道支部学術大会市民講座の内容を改変したものである。

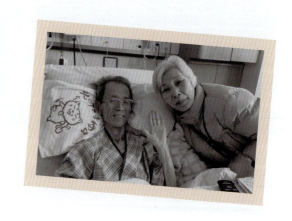

コラム 血液検査で全身状態をよむ

山本英一

インプラント治療における血液検査の目的

インプラントが適応か否かの術前検査にはじまり、骨増生や軟組織処置などの手術侵襲が高い治療から、通常埋入、フラップレスなどの手術侵襲の低い治療の選択や手術後のリハビリの種類と程度の決定、そして食機能の判定などに血液検査は必要になる。

これらは総論として、およその目安はあるものの患者個人の反応が異なるため、インプラント治療においては多様な場面での臨床検査が求められる。また、インプラント外科は、整形外科や一般外科の手術と異なり、摂食あるいは咀嚼、嚥下する部位であり口腔そのものが手術の対象であるため、通常の食事が一定期間困難になる。加えて、自費治療であることを考慮すると、より細やかな対応が必要と考えられる。

インプラント治療の光と影

インプラント治療の目的は、患者の口腔機能を向上し長期間維持することである。インプラントは可撤性義歯に比べて飛躍的に咬合力を得ることができるため、インプラントに起因する咀嚼機能改善により貧血の改善、血糖値管理が容易になる[1]など、ときに内科的アプローチよりも大きな効果が得られる。

しかし、インプラントは外科的手術をともない、一時的であっても既存骨や軟組織に侵襲を与えるため、患者本来の咬合力を低下させ、手術後の栄養障害が改善されるまでに数年が経過することもある。

したがって、血液学からみてインプラントに最重要とされるのは栄養である。インプラントの光は「食事力」向上による栄養改善、影は「手術」による栄養障害である。栄養状態向上を目的とするインプラント治療が、逆に栄養低下をまねき、長期的に機能を低下させるということがあってはならない。

栄養評価の血液学的マーカー

栄養評価に用いられる血漿タンパク質は半減期の短いものから順に、レチノール結合蛋白(0.5日)、プレアルブミン(1.9日)、トランスフェリン(7日)、アルブミン(21日)となり、特にアルブミンは、ここ数年は元気度を測る指標として用いられるようになってきた[2]。以前は、浸透圧調節機能という点から終末癌の死期や生命予後の指標として使用されていた[3]。

アルブミンは肝臓で作られるため肝機能がよければアルブミンの値は高くなり、腎臓で再吸収されるため腎機能が低下するとアルブミンの値は低下する。すなわち肝臓と腎臓が健康であればアルブミンの値が大きくなる。栄養としてのタンパク量だけではなく、元気の指標として用いられるのはこういった理由がある。また、アルブミンは血漿中のタンパク質として最大量になる。

血液は固形成分と液状成分に分かれる。前者は血餅と呼ばれ、その中の最大量のタンパク質はヘモグロビンである。後者は血漿と呼ばれ、前述のとおり最大量のタンパク質はアルブミンである。血液の中のタンパク質であり、どちらも多くあったほうが良いように思われがちだが、ヘモグロビンが多すぎると多血症と言われ動脈硬化の原因になる。酸素運搬能力に劣る喫煙者は、ヘモグロビンの量が多くなる傾向がある。

一方、アルブミンに関して、多すぎると困るという報告はないため、特に患者個人の健康寿命の延長やQOLの向上を考える場合に、アルブミン値の上昇を科学的根拠として提示する臨床家や研究者は多い。

しかし、体内タンパク質からも供給されるアルブミンと異なり、ヘモグロビンの構成成分である鉄は肝臓に10～30%、その他組織にわずかしか存在しない。多くは動物性タンパク質の摂取によって供給される。よって、食機能の低下は、ヘモグロビンや貯蔵鉄といわれる鉄色素量の減少として表現される。

コラム　血液検査で全身状態をよむ

症例1：インプラント埋入と歯肉弁根尖側移動術

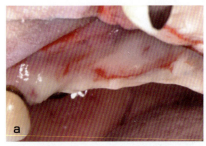 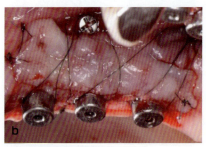 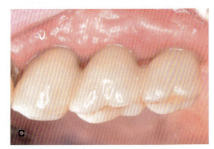

図1-a～c　2017年6月に|4－7部にインプラントを通常埋入。2018年2月に歯肉弁根尖側移動術を施術。同3月に上部構造が完成した。

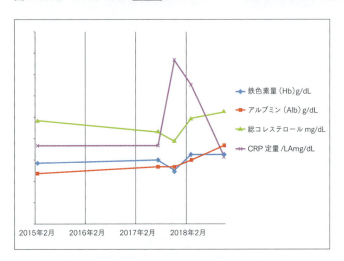

図2　インプラント埋入時の鉄色素量、アルブミン量は13.6g/dL、3.8 g/dL、歯肉弁根尖側移動術時は13.5 g/dL、3.7 g/dLであった。移植後12.6 g/dL、3.6 g/dLまで減少した。2019年6月14.5 g/dL、4.1g/dLに上昇した。

症例供覧

ここで、インプラント治療により栄養状態が回復できた症例を供覧したい。

症例1

患者は76歳、男性。インプラント免荷期間後に歯肉弁根尖側移動術によって頬側角化歯肉を増生した。

インプラント周囲粘膜形態は安定したが、この間および以降の血液学的栄養マーカーは減少した（図1、2）。レチノール結合蛋白などの半減期の小さいタンパク質を測定し、数時間から数日のタンパク質の栄養状態を観察した。減少傾向が基準値内であることを示し、患者には安心していただいた。ヘモグロビン値の回復には4ヵ月を要した。

症例2

患者は73歳、女性。上下顎に手術が及び、加えて角化歯肉と結合組織を一塊として遊離歯肉移植術を行った（図3）。その後、疼痛のコントロールが困難となり摂食障害が継続し、以前のヘモグロビン量に戻るには1年以上を要した（図4）。

高齢者の軟組織処置によるストレスが大きな2例を提示した。幸いにして2例とも、インプラント施術前よりもアルブミンの値が上昇しており、インプラントが血液学的栄養に寄与したと言える。

まとめ

筆者は、インプラントによって患者の健康に寄与する観点から「インプラントの2か条」を作成した（図5）。

タンパク質の多いソフトフードで栄養状態が改善する

症例2：インプラント埋入と遊離歯肉移植術

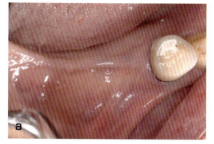
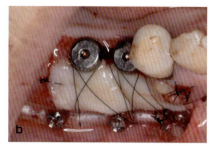
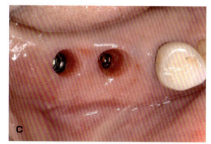

図3-a〜c　2017年7月、7−4部にインプラントを通常埋入。2017年11月に遊離歯肉移植術を施術。12月に上部構造を完成した。cは12月の印象時の様子。

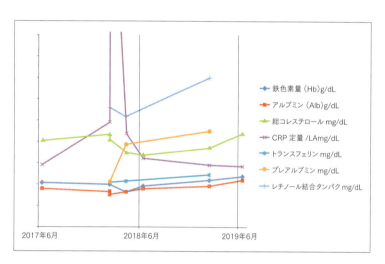

図4　インプラント埋入前の鉄色素量、アルブミン量は11.9g/dL、4.1g/dL、歯肉移植術時は12.0 g/dL、4.3g/dLであった。移植後1週に11.6 g/dL、4.2 g/dLまで減少した。2018年11月12.2 g/dL、4.5g/dLに上昇した。両症例とも施術後の総コレステロールの減少が大きい。タンパク質のみならず炭水化物を含めた総カロリー摂取量の減少が示唆された。

- インプラントを施術するためには健康でなければならない
- インプラントを施術したならば、もっと健康にしなければならない

図5　筆者の考える「インプラントの2か条」。健康状態、栄養状態がよいにもかかわらず、消極的な治療で終わらせ長期予後に不安を残してもいけない。逆に積極的過ぎて後遺障害を残してもいけない。摂食機能を改善することで健康への貢献度を予測する努力が肝要と考える。

ことを確認する作業は、同時に手術前に栄養状態を改善させることで感染リスクを減じ、創傷の治癒を促すと考えられる。さらに、インプラント補綴が完成したときにはさらに栄養状態が改善し、QOLを向上させ、ひいては健康寿命を延伸させる可能性も期待できる。しかし、血液検査では基準値や異常値からカットオフを求めたくなるが、検査値は立位と坐位、疾患の有無や時間帯によって変動する。多角的に観察することが重要である。

参考文献

1. 佐藤大輔, 金 柔炅, 宗像源博, 横山紗和子, 春日井昇平, 尾関雅彦. 2型糖尿病患者へのインプラント治療介入後にヘモグロビンA1cの改善が認められた1例. 日口腔インプラント誌 2015；28(4)：502-507.
2. 青木芳和. 血漿蛋白による栄養アセスメント. 臨床病理レビュー 2003；127：12-16.
3. 北 英土, 伊東弘樹, 染矢浩美, 平島智子, 野田 武, 井上 真, 石松裕和, 阿部浩子. 血清アルブミン値と年齢との関連性の検討〜急性期病院における調査から〜. 2010；25(6)：1227-1234.

施設紹介

北海道形成歯科研究会

若手育成を通じて、会員どうしが共感しながら歯科インプラントの研鑽に励む

設立の経緯

　1972年、日本の口腔インプラント治療の先駆け、故・湯浅保宏先生、松澤耕介先生が中心となって設立し、北海道形成歯科研究会はスタートした。1992年に日本口腔インプラント学会指定施設となり、100時間講習がスタートする。2014年、三上 格先生が会長就任。その理念は、日本口腔インプラント学会の研修施設の模範となり、会員にとって実りのある会にすること、歯科インプラントを患者さんに安心・安全に提供できる歯科医師、歯科衛生士、歯科技工士の育成を行うことである。さらに、歯科インプラントは基礎から臨床までの知識、技術の総合的学問であることから、日々精進、研鑽し、国民のQOLに寄与することを目標とする。

現在の活動および教育の内容

①日本口腔インプラント学会認定講習会：4〜11月まで開催され、インプラントの基礎と臨床を学ぶ。専門医取得の必須要件である。

②例会(年4回)：外来講師を招聘し会員が興味のあるテーマで講演を行う。分子整合栄養医学講習会や北海道各都市を移動する地方例会を含む。

③スプリングセミナー：インプラント治療および歯科全般について2日間の日程で行われるシンポジウム。外来講師による講演も行われる。

④サマーミーティング：各参加者7分間のプレゼン大会。宿泊もあり、一番の目的は会員の親睦である。

⑤予演会：ケースプレゼンテーション試験、学会発表のための抄録・プレゼンの作り方、さらに論文の書き方を指導。

⑥インプラント学会認定の専修医、専門医、専門歯科衛生士、専門歯科技工士取得のサポート、学位取得の支援や社会人大学院への紹介。

⑦歯科衛生士育成講習会：全国に先駆けて発足した歯科衛生士部(西東聖子部長)が中心となり、インプラント治療を支える歯科衛生士育成のため、インプラント全般の講義や口腔内写真撮影実習、外来講師による講演会を開催する。

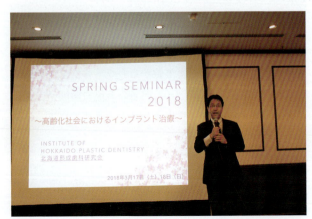

スプリングセミナー2018にて開会の挨拶をする三上 格会長。

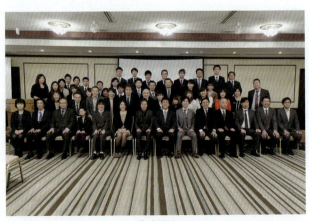

スプリングセミナー2019での集合写真。

今後目指す方向性と展望

北海道形成歯科研究会には3つの側面がある。

1つは、日本口腔インプラント学会指定研修施設としての顔である。今後も質の高い専門医育成のために、認定研修を充実させていかなければならない。そのために専門医を教育する指導医を輩出するために必要な論文作成などの指導を強化している。

2つ目は、インプラント治療にとどまらず、包括的な歯科治療の習熟を会員に伝えることである。そのためにスプリングセミナー、サマーミーティングといった、会員の発表・勉強の場を設けている。このような活動を通じて現在、当会では若手の成長が著しく、それに刺激を受けてベテランの先生方も意欲を掻き立てられ相乗効果が生まれている。そこに歯科衛生士、歯科技工士の育成も加わり、会全体がレベルアップしている。

3つ目は、会員相互の親睦である。歯科医師として充実した人生を過ごすため、勉強だけでなくさまざまな企画に参加し、会員たちにこの会を利用してもらいたい。

この流れを維持しつつ、北海道を代表するスタディグループへとさらに進化するために全会員が一丸となって進んでいるところである。今後の北海道形成歯科研究会の活動と発展にご期待いただきたい。

**日本口腔インプラント学会指定研修施設
北海道形成歯科研究会の概要**

○ 設立年：1972年
○ 施設長：吉村治範
○ 会員数：375名（歯科医師239名、歯科技工士5名、
　歯科衛生士131名；2019年9月現在）
○ 日本口腔インプラント学会資格取得者：
　指導医9名、専門医53名、専修医13名、
　専門歯科技工士3名、専門歯科衛生士28名
○ 総会・セミナー開催頻度と形式：会の活動方針を協議
　する年1回の総会開催、セミナーなどは年30日程度
○ 連絡先：北海道形成歯科研究会事務局
　TEL：011-709-6220　URL：http://www.h-keisei.com/

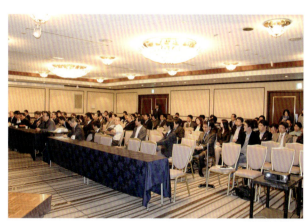

例年、スプリングセミナーは京王プラザホテル札幌にて盛大に開催される。

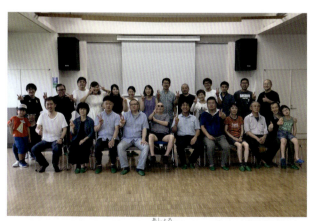

2019年のサマーミーティング、足寄例会。松澤耕介顧問を囲んで泊まり込みの発表会が行われた。

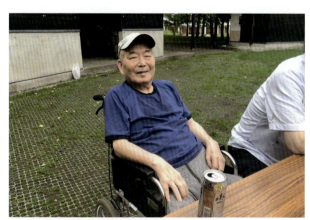

足寄例会時の当会の創設者・松澤耕介顧問（2019年7月27日）。

あ と が き

　私が当研究会に入会した 1990 年において、わが国のインプラント治療は十分エビデンスのある治療法とは言えませんでした。そのため大学の学生教育の中にインプラント歯科学が取り入れられることはほとんどなく、多くの場合メーカー主導の講習会で術式の説明を簡単に受けただけでインプラントが臨床応用されていました。

　このような背景の中、日本口腔インプラント学会はインプラント歯科学教育と専門性の高いインプラント臨床医育成の必要性を認識し、その専門性を学会が担保する制度の設立に向け準備されていました。当時、日本口腔インプラント学会常任理事と理事をそれぞれ務められていた当会の湯浅保宏先生と松澤耕介先生も認定医制度設立に向け日々奔走され、その結果 1992 年に日本口腔インプラント学会認定医制度が発足し、当会も制度発足時から学会指定の臨床研修施設としてこれまで活動してきました。

　この間、認定制度は認定医を専門医と変更し、専門医の社会的責任の重要性から、現在さらなる専門医制度の整備指針が検討されています。現在、インプラント治療はエビデンスに基づいた予知性の高い治療法となっています。われわれの研修施設でもエビデンスベースのインプラント治療を教育しています。ただ最近のデジタル歯科学の進化は著しく、特にアジアの国々のデジタルインプラント治療の発展には目を見張るものがあります。実際、今回執筆を依頼したチュラローンコーン大学（タイ・バンコク）のAtiphan 先生の指導のもと、多くの若い歯科医師がサージカルガイドやナビゲーションシステムを用いたケースを次々と発表されるのを目の当たりにしたときには衝撃を受けました。当会も世界のインプラント歯科学の発展から取り残されないため、国内のみならず国外の臨床医や研究者と交流し刺激を受けながら研鑽を続け、われわれの考えを国内外にアピールできる研究会であらねばと痛感させられました。

　インプラント治療の発展の陰には問題点も指摘されています。超高齢社会の本邦においては、有病者の増加は必至で、骨代謝に影響する薬剤の使用は今後益々増加するものと推察されます。顎骨壊死と関連する骨粗鬆症治療薬や、最近では抗うつ薬がインプラント治療成績に悪影響を及ぼすとの報告もあり、今後さらなる情報収集が必要となります。さらに認知症の増加はインプラントのメインテナンスと密接な関連があり、避けては通れない問題となっています。

　当書がインプラント治療を担う専門医やこれから専門医を目指す方々に、インプラント治療の利点と問題点について考えるきっかけとなり、日々の臨床に少しでも有益なものとなることを希望します。

2019 年 8 月吉日

一般社団法人北海道形成歯科研究会 施設長

吉村治範

索 引

あ

Upward Motion Scissors Technique	49
rhBMP- 2	68
アンテリアガイダンス	95

い

異種骨ブロック	68
ePTFE 膜	53
インプラント周囲炎	73
インプラント周囲炎のリスク因子	74、75
インプラントプラットフォーム	53、81

え

STL データ	10
エマージェンスプロファイル	85

お

オクルーザルコンパス	98
オーラルフレイル	126

か

ガイデッドサージェリー	10
角化粘膜	52
カリオグラム	117
Gull Wing	84

き

気孔率	65

け

外科的歯内療法	106
減張切開	49

こ

光学顕微鏡切片	65
口腔機能訓練	127
口腔機能低下症	126
口腔内スキャナ	28、30
骨形成細胞	67
骨補填材	41
根面う蝕	117

さ

三次元的位置関係	61
残留セメント	76

し

歯槽堤増生段階法	41
歯槽堤増生同時法	41
食支援	126
診断用ワックスアップ	

す

垂直的歯槽堤増生	41
水平的歯槽堤増生	41
水平マットレス縫合	50
スキャンボディ	30

そ

組織工学（ティッシュエンジニアリング）	67

た

DICOM データ	9
ダイナミックナビゲーションシステム	10
脱タンパクウシ骨ミネラル（DBBM）	59
ダブルスキャン法	11
短縮歯列	114
単純縫合	50

ち

チタンメッシュ	49

て

デジタルプランニング	59

ね

粘膜貫通部	81

ひ

PRF（platelet-rich-fibrin）	68
ピエゾサージェリー	43

ふ

フレイル	123
ブロック骨移植	41

ま

マイクロムーブメント	111

み

未分化間葉系細胞	69
ミールラウンド	126

め

メタゲノム解析細菌検査	78

も

モデルスキャナ	11

クインテッセンス出版の書籍・雑誌は、歯学書専用
通販サイト『歯学書.COM』にてご購入いただけます。

PCからのアクセスは…
歯学書 検索

携帯電話からのアクセスは…
QRコードからモバイルサイトへ

QUINTESSENCE PUBLISHING 日本

インプラント治療の到達点
過去から現在、そして未来へ

2019年10月10日　第1版第1刷発行

編　　集　　北海道形成歯科研究会
　　　　　　ほっかいどうけいせいしかけんきゅうかい

発 行 人　　北峯康充

発 行 所　　クインテッセンス出版株式会社
　　　　　　東京都文京区本郷3丁目2番6号　〒113-0033
　　　　　　クイントハウスビル　電話(03)5842-2270(代表)
　　　　　　　　　　　　　　　(03)5842-2272(営業部)
　　　　　　　　　　　　　　　(03)5842-2273(編集部)
　　　　　　web page address　https://www.quint-j.co.jp/

印刷・製本　　株式会社創英

©2019　クインテッセンス出版株式会社　　　禁無断転載・複写
Printed in Japan　　　　　　　　　　　　　落丁本・乱丁本はお取り替えします
ISBN978-4-7812-0708-7　C3047　　　　　　 定価はカバーに表示してあります